L'AGIR INFIRMIER ET LA DIGNITÉ HUMAINE

DE LA CONCEPTION À L'OPÉRATIONNALISATION

Cas des hôpitaux camerounais

Collection Etudes Eurafricaines
Dirigée par André Julien Mbem

Le Sahara et la Méditerranée, frontières entre l'Afrique et l'Europe, sont aussi des passerelles par lesquelles, depuis des siècles, au-delà des tragédies et des drames, se rapprochent et se remodèlent ces deux ensembles géographiques et leurs civilisations. La collection « Etudes Eurafricaines » encourage la diffusion d'études historiques et prospectives sur les symbioses dont cette partie du monde est l'antique théâtre.

Déjà parus

NTSAME MINTSA Pauline Vanessa, *L'impact du droit français sur les droits de la défense en matière pénale au Gabon*, 2022.
MOUPEBELE MAKADJOKA Chislain, *Le Gabon, la France et la Banque des Etats de l'Afrique Centrale (1959-1992). De la décolonisation à l'internationalisation des relations monétaires et financières*, 2022.
OVOUNDAGA Marcy Delsione (dir.), *Les moyens de communication au Gabon. Mutations sociopolitiques et enjeux de gouvernance*, 2021.
ADOUM-BAKHIT HAGGAR Hassan, *Le pipeline Tchad-Cameroun : histoire d'une grande infrastructure africaine*, 2021.
DITENGOU ROCKAYA Nielle, *L'usage des technologies de l'information et de la communication en Afrique centrale. L'exemple du Gabon*, 2021.
AMABIAMINA Flora, NJOH KOME Ferdinand (dir.), *Les métamorphoses africaines et leurs langages. Analyse de discours politiques, médiatiques et littéraires contemporains*, 2021.
BIGOMBE LOGO Patrice, *Introduction à la socialisation de la biodiversité. Essai sur les droits des communautés autochtones et locales dans la Convention sur la Diversité Biologique*, 2021.
DUBINSKY Fira, *Le bassin du Congo. Plaidoyer pour la préservation du patrimoine naturel,* 2021.

Myriam Sylvie Ambomo

L'AGIR INFIRMIER ET LA DIGNITÉ HUMAINE

DE LA CONCEPTION À L'OPÉRATIONNALISATION

Cas des hôpitaux camerounais

Préface de
Benjamin Alexandre Nkoum

L'Harmattan

5-7, rue de l'École-Polytechnique, 75005 Paris

http://www.editions-harmattan.fr

ISBN : 978-2-14-025284-6
EAN : 9782140252846

Remerciements

À Mon mari, Théodore Pascal MVOA, qui me soutien permanemment dans mes activités recherche et insiste sur le respect de la dignité de l'homme

À Mes enfants, pour leur soutien psychologique dans le respect de l'autre

A tous mes maîtres qui m'ont appris le respect de la dignité humaine dans mes activités professionnelles

Liste des abréviations, acronymes, et sigles

AIIB : Association des Infirmiers et Infirmières du Brunswick

CÉC : Comité Éthique Clinique

Cf : Confère

CII : Conseil International des Infirmières

ESS/UCAC : École des Sciences de la Santé de l'Université Catholique d'Afrique Centrale

HCY : Hôpital Central de Yaoundé

Ibid. : Même auteur

Inf : Informateur clé

OÉS : Observatoire de l'Éthique des Soins

OIIO : Ordre des Infirmières et Infirmiers de l'Ontario

OÉS : Observatoire de l'Éthique des Soins hospitaliers

SOMMAIRE

PRÉFACE

L'infirmier face au respect de la dignité humaine dans les soins

Cet ouvrage est l'aboutissement des résultats de l’étude menée par Dr Sylvie Myriam AMBOMO épouse MVOA, dans le cadre de ses recherches en sciences infirmières de l'École des Sciences de la Santé de l'Université Catholique d'Afrique Centrale. C'est donc pour moi un réel plaisir et un devoir de rédiger sa préface, car j'ai été le directeur de ladite recherche dont l'intérêt heuristique et praxéologique n'est plus à démontrer ; dans le champ des interventions en santé en général, et singulièrement dans celui des soins infirmiers aux personnes malades.

Le titre du présent ouvrage est assez révélateur. En effet, retenu par l'autrice, il interpelle à plus d'un titre l'ensemble des soignants, et particulièrement les infirmiers dans leurs pratiques quotidiennes. Il s'agit d'une problématique universelle qui trouve sa résonnance dans le statut même de la personne humaine, quels que soient sa provenance, son rang social, ses origines. Il s'inscrit alors volontiers dans les fondements universels des droits humains.

La notion de dignité humaine qui est l'objet majeur de la présente réflexion revêt un caractère primordial dans la pratique de soins en milieu hospitalier. Elle fait appel à la reconnaissance singulière du statut de personne à tout patient, en tant qu'entité ontologique nécessitant la prise en compte de son humanité, de son histoire.

En ce sens, le respect de la dignité humaine par le soignant exige de celui-ci qu'il reconnaisse l'autonomie de la personne soignée, sa liberté et sa capacité à choisir à partir d'un consentement éclairé. En cela, le patient a le droit d'accepter ou de refuser un traitement et d'en assumer les conséquences.

Ainsi, la conservation de la dignité humaine du patient dans la relation de soins constitue l'essence, la condition sine qua non, voire un impératif catégorique dans toute pratique soignante (Pitcho et Depadt, 2011). Ce principe de dignité humaine apparaît dès lors comme le substratum de l'acte de soins auprès d'un patient.

Dans cette perspective, toute personne humaine, du fait de son humanitude mérite respect et dignité en tant qu'être-humain-au-monde; en cela, elle n'a donc pas de prix au sens où l'entend Emmanuel Kant. *Respect et dignité* sont inextricablement liés, sans toutefois se confondre. *La dignité* est un attribut, une qualité de la personne, alors que *le respect* est une notion éthique qui traduit la considération portée à cette *dignité.*

Dans cette optique, la dignité commande respect, c'est-à-dire l'obligation pour un tiers d'avoir de la considération pour autrui. Il s'agit alors de l'obligation pour le soignant de prendra en compte de l'altérité dans la dispensation des soins.

Ce nécessaire respect de la dignité humaine constitue alors l'un des socles des droits fondamentaux inscrits dans les principes qui sous-tendent l'agir professionnel des infirmiers conformément à leur code de déontologie.

Cet ouvrage n'expose pas uniquement les aspects conceptuels et épistémologiques de la dignité humaine dans les soins, mais il fournit également des éléments nécessaires à l'intelligibilité de l'agir professionnel.

Pour ce faire, l'autrice a confronté sur le terrain les pratiques des professionnels infirmiers à l'impératif du respect de la dignité humaine. Une méta-analyse dans une approche qualitative du contenu du discours et des pratiques des infirmiers a permis de mieux cerner le respect ou non de cette dignité.

La pratique infirmière est sous-tendue par six normes qui en constituent le socle. Parmi ces six normes, *la relation d'aide* est davantage liée au *respect de la dignité humaine.* Elle prend également son point d'ancrage dans la définition même de la personne humaine, mettant en exergue son *unicité* et son *indivisibilité.* Fondamentalement, le respect *des droits humains*, particulièrement le droit à la vie, à la dignité et à un traitement humain, fait partie intégrante des soins infirmiers (Nkoum, 2020).

Dans cette perspective, lorsque l'Infirmier dispense des soins, il doit toujours s'assurer que le recours aux technologies et aux pratiques scientifiques les plus récentes est bel et bien compatible avec la sécurité, la dignité et les droits de la personne.

C'est ici que la notion de *relation d'aide* contenue dans les six normes de la pratique infirmière trouve tout son sens. Elle est la base du respect des droits humains dans la pratique infirmière. Bien évidemment, l'approche de *relation d'aide* s'inscrit intrinsèquement dans la notion de "*soin*" qui caractérise l'agir infirmier. Il va donc sans dire qu'une action thérapeutique n'aurait de ce point de vue aucun sens, sans une dimension de "*soin*" qui intègre alors la prise en compte de l'humain dans ses composantes complexes.

L'approche de la *relation d'aide* inscrite dans les soins infirmiers amène à prendre en compte l'ensemble des dimensions de l'être humain, privilégiant la perspective plus humaniste de "*prendre soin ou prise en soin*", davantage plus respectueuse de la personne comme acteur et non objet de soins. Il s'agit alors d'intégrer dans la pratique infirmière, le principe fondamental de "*prendre soin*" qui en fait, au-delà de la technicité du geste, du traitement des symptômes, de l'apaisement de la souffrance, vise également et surtout à favoriser l'autonomie et le confort de la personne humaine.

Bien entendu, le "*prendre soin*" inscrit dans le respect de la dignité humaine nécessite explicitement compétence, attention, écoute, empathie, tact et discrétion de la part du professionnel infirmier. L'accompagnement qui caractérise la *relation d'aide* dans la pratique infirmière favorise la prise en compte des droits humains. Ainsi, *accompagner*, ce n'est pas diriger *l'autre* ou lui imposer notre vision du monde, c'est davantage aller avec *l'autre*, se joindre à quelqu'un, cheminer, être en phase avec *l'autre*.

La relation d'accompagnement s'inscrit également dans une temporalité. Il s'agit "d'*aller vers*", "*en même temps*", sur un mode spatial, pour se diriger là où la personne va.

En définitive, il s'agit pour le professionnel infirmier de développer une culture de souci pour *autrui*, en tenant compte des enjeux éthiques, notamment s'agissant des personnes vulnérables et/ou en perte d'autonomie.

Il s'est donc agi pour l'autrice, à travers des recherches empiriques menées auprès des patients hospitalisés au service de chirurgie de l'Hôpital Central de Yaoundé, d'établir un panorama du respect de la dignité humaine. Deux parties comportant chacune deux chapitres structurent ce livre.

Le premier chapitre analyse les fondements théoriques de l'agir infirmier. Il présente l'évolution paradigmatique de la vision de l'homme et de la pratique infirmière qui lui sont associées. Ce chapitre pose des bases scientifiques de la pratique infirmière en décrivant les différents paradigmes qui ont régi la discipline infirmière dans l'espace et dans le temps. Il s'agit d'une part du paradigme dualiste qui décrit l'homme comme une entité constituée d'un corps et d'un esprit ; d'autre part le paradigme holistique qui considère l'homme comme un tout ; enfin le paradigme de la complexité qui prend en compte la diversité qui régit l'humain en intégrant l'incertitude et l'ouverture à plusieurs possibles.

Par ailleurs, pour donner une certaine intelligibilité aux données empiriques, le second chapitre expose les théories explicatives de l'agir infirmier, non sans avoir analysé les concepts clés tels que *l'agir infirmier* et la *dignité humaine*.

Le troisième chapitre développe les fondements analytiques de la dignité humaine dans l'agir infirmier. L'autrice tente ici de confronter les résultats empiriques aux théories mobilisées dans ce travail à travers la présentation, l'analyse et la discussion des résultats de l'étude.

Au total, le présent ouvrage est rédigé dans un style assez simple et accessible. Cette production intellectuelle trouve toute sa place dans la catégorie des ouvrages didactiques en sciences infirmières et en soins de santé, voire de l'éthique professionnelle et déontologique.

Je ne terminerai pas cette préface sans encourager le Docteur Sylvie Myriam AMBOMO pour son courage à se lancer dans cette aventure non moins périlleuse de rédaction d'un ouvrage, s'exposant ainsi à la critique des uns et des autres. Bien sûr, c'est le chemin nécessaire pour tout enrichissement intellectuel mutuel.

Puisse cette production éditoriale trouver un écho favorable auprès du grand public, afin d'encourager la recherche en soins et enrichir ainsi le corpus de savoirs scientifiques dans le domaine des soins infirmiers au Cameroun et en Afrique.

Professeur Benjamin Alexandre NKOUM
Directeur de l'UFD en sciences de la santé
de l'Université Catholique d'Afrique Centrale

INTRODUCTION

1- Sources de notre réflexion

L'évolution rapide des découvertes scientifiques dans le domaine de la santé est assez remarquable. Les influences sont nombreuses dans la réalisation des soins au quotidien. Ces derniers sont de plus en plus instrumentalisés, car dans la recherche du bien-être de l'homme, sa participation est négligée et sa dignité est bafouée.

En effet, la personne malade au centre des soins hier, perd de plus en plus sa place centrale aujourd'hui, au profit des logiques marchandes. Les conséquences sont palpables dans les comportements vis-à-vis du malade, lesquels n'honorent pas sa dignité. Il s'agit entre autres de la considération de la personne malade comme client, du mauvais accueil, de l'insuffisance de renseignements aux personnes malades, de la divulgation consciente ou inconsciente du secret professionnel. De plus, de nombreuses personnes se plaignent de la qualité des soins dans les établissements sanitaires, à l'instar du non-respect de l'intimité, du non-respect des mesures d'asepsie, du non-respect de leur point de vue. Les proches de la personne et les personnes malades elles-mêmes évoquent leur dépersonnalisation et la difficulté de prêter une attention à leurs besoins.

D'un autre point de vue, la prise en soins des personnes souffrant de maladies chroniques non transmissibles change avec la révolution scientifique.

Premièrement, la relation soignant-soigné s'inscrit dans un paramètre difficile à mesurer, le temps.

Deuxièmement, cette relation jadis asymétrique tend de plus en plus vers une symétrie, voire une asymétrie inversée où la personne malade détient plus d'informations sur sa situation que le professionnel de santé.

Troisièmement les professionnels de santé font face aux recommandations internationales et nationales à propos de la qualité des soins qui désormais est une norme de la pratique soignante.

Enfin, la complexité de la prise en charge des pathologies chroniques exige des compétences multidisciplinaires, car les professionnels infirmiers, seuls, ne peuvent plus prétendre faire face aux problématiques des personnes malades.

L'éthique qui est une norme infirmière est un impératif catégorique dans les soins. La profession infirmière n'est pas en marge de l'évolution scientifique de nos jours. Ce qui justifie l'intérêt manifeste vis-à-vis des questions éthiques qui s'imposent, car tout bouge et l'agir du professionnel devient de plus en plus complexe.

Le soin recouvre des dimensions épistémologique, praxéologique, déontologique, mais aussi éthique (Balcou-Debussche, 2012). Sous cet aspect, tout personnel infirmier, au cours de l'exercice de sa profession ou en situation d'apprentissage, se trouve confronté au questionnement éthique, dès lors qu'une décision s'impose ou lorsqu'une action doit trouver un sens. Le problème éthique devient alors concret et tout professionnel infirmier non préparé peut ressentir un malaise profond (Paycheng, 1998).

2- Posture épistémologique

La discipline infirmière dispose d'une structure dont le corpus de savoirs théoriques, pratiques et symboliques est la substance, tandis que la syntaxe regroupe le mode de développement et de mobilisation du savoir infirmier (Pepin, Ducharme, & Kerouac, (2017). Sous cet angle, il s'agit d'un art ou d'une profession et d'une science du soin, centrés sur la relation avec l'humain unitaire dont la méthode se veut scientifique (Newman et al, 2008). La discipline infirmière comporte une variété de théories qui servent à orienter les recherches pour faire avancer la science, guider la pratique afin d'améliorer les soins. A cet égard, des compétences professionnelles sans lesquelles il est quasiment impossible d'assumer correctement une profession deviennent impératives. En tant qu'ensemble de connaissances et d'habiletés requises pour accomplir des activités de soins, la compétence se définit par rapport à l'action plus que par rapport à un corpus de connaissances stables et répertoriées (Gilbert et Parlier, 1992).

Elle est inséparable de l'action et ne peut véritablement être appréhendée qu'au travers de l'activité par laquelle elle s'exprime et dont elle permet la réalisation. Sur ce point, Gilbert et Palier pensent que la compétence est toujours compétence à agir et n'a de sens que par rapport au but que poursuit l'action (Ibid.). En ce sens, la compétence devient une donnée complexe à appréhender.

La pratique infirmière s'inscrivant comme un aspect du champ de la discipline infirmière, amène le personnel infirmier à assumer deux grands rôles : un rôle autonome et un rôle de collaboration. Ces rôles s'interpénètrent, et de ce fait appellent à une interrogation professionnelle qui est d'ordre éthique (Kerouac, Pépin et Ducharme, 2003). Le personnel infirmier est présent au quotidien dans les tâches les plus faciles comme les plus complexes ; dans les moments les plus importants comme les moins importants. Les gestes les plus simples peuvent être aussi bien l'occasion d'apporter du réconfort et du bien-être à la personne malade que des occasions pénibles à vivre pour la personne malade. Des espaces de soins sont de plus animés par des logiques conflictualisantes, de professionnalité, qui rendent parfois la prise de décision et la mise en œuvre de la qualité des soins difficiles.

La professionnalité renvoie aussi bien à la qualification qu'à la compétence (Nkoum, 2020).

L'éthique fournit au personnel infirmier des outils lui permettant de déterminer si oui ou non il doit faire quelque chose et jusqu'à quel point. (Hesbeen, 2002). C'est pour cela que nous précisons que le soin infirmier est composé de plusieurs actions qui sont surtout, malgré la place prise par les gestes techniques, une multitude de « petites choses » qui offrent la possibilité de témoigner d'une « grande attention » à la personne malade et à ses proches (Ibid.).

Le champ de la pratique infirmière s'avère complexe et exige l'intégration et la synthèse judicieuse d'un ensemble de connaissances spécialisées, d'aptitudes apprises ainsi que d'éléments humanitaires et éthiques (Kerouac et al, 2003). Ainsi, l'éthique ne permet pas uniquement au personnel infirmier de prévenir ou de résoudre les dilemmes qui surgissent dans diverses situations de soins, mais elle favorise également l'acte juste en vue du respect de la dignité de la personne soignée (Palenaud, 1996). La compétence éthique devient nécessaire dans l'agir infirmier car elle favorise la promotion des valeurs humaines, un agir réfléchi et respectueux au regard de la vulnérabilité de la personne malade (Ibid.).

L'écho de certaines valeurs professionnelles, à l'instar du respect de la dignité humaine qui consiste à préserver l'intimité, à respecter la personne malade et sa vie privée, devrait ainsi être le fondement de base pour une analyse de toute situation de soins (Kerouac et al, 2010).

Le développement d'un regard rétrospectif sur les pratiques de soins, sur l'éthique et son importance devrait pouvoir justifier l'agir rationnel et responsable de tout personnel infirmier (Phaneuf, 2010). L'objectif de tout professionnel en exercice devrait s'orienter vers le respect de la dignité de la personne malade, car la personne humaine, au centre des préoccupations infirmières, est davantage considérée comme auteur et acteur et non spectateur.

3- État de la question

Le 21e siècle est marqué par une explosion des situations complexes de santé. La prise en charge de ces problèmes devient également complexe, car les incertitudes sont nombreuses. Face à cette situation, les considérations éthiques tiennent une place essentielle. L'éthique s'impose à tous les niveaux : prise de décision, mise en œuvre des soins, gouvernance. Il ne saurait y avoir qualité sans intégration de cette dimension.

Cependant, dans la pratique quotidienne en santé, l'accent est mis sur l'action et moins sur la réflexion. Pourtant, tout professionnel de santé doit agir avec l'idée d'assurer le bien-être du patient. Selon Kerouac, *« L'engagement se voit dans l'acte de soin lorsque l'infirmière, tout en se respectant elle-même, s'intéresse aux opinions, aux valeurs et aux particularités de la personne. La dignité fait appel à la reconnaissance des valeurs et des droits de la personne »* (Kerouac et al, 2003 : 90).

Cette opinion devrait faire écho chez le personnel infirmier qui devra s'engager dans un processus de soins comme un devoir d'accompagnement de nature à atténuer les souffrances. Étant donné que l'action du personnel infirmier est orientée vers l'être humain, essentiellement complexe de nature, tout acte à poser deviendrait l'objet d'un questionnement éthique. Sous cet angle, l'agir du personnel infirmier ne devrait pas se limiter aux actes techniques, mais intégrer également une approche éthique (Hesbeen, 2002). Il n'est pas inutile de rappeler que « le personnel soignant devra s'engager dans un processus de soins comme un devoir d'accompagnement de nature à atténuer les souffrances » (Kerouac et al, 2010 : 90).

Cet accompagnement dans la souffrance devrait être un acte éthique en ce sens qu'il intègre les dimensions complexes de l'être humain à savoir biologique, psychologique, sociale, culturelle, spirituelle et métaphysique.

Dès lors que se pose le problème de la rencontre des conceptions et la pratique des soins, plusieurs questions surgissent : comment vivre la relation spéciale de soins ? Que se passe-t-il quand le problème du consentement rencontre celui de la diversité des cultures ? Comment faire pour bien faire ? Tout acte posé est-il bénéfique pour la personne malade ? Quel comportement adopter qui soit en accord avec la déontologie et les principes éthiques ? (Hirsch, 2001). Dans le langage courant, nous employons le terme éthique lorsque nous examinons notre manière de vivre, ainsi que notre comportement. Nous tenons l'éthique pour une interrogation sur les difficultés que comporte l'acte de soigner (Ibid, 2001). Outre la vision utilitaire d'une action de soins, c'est-à-dire ce qu'elle permet d'obtenir en termes d'efficacité, le jugement de désirabilité de cette action nous semble constituer le socle de la préoccupation de la réflexion éthique (Kerouac, 2010).

Ce questionnement nous fait croire que le débat éthique porte sur le sens et la valeur de l'action (Zihoum, 2007). Les actions de tout personnel infirmier devraient ainsi être le fruit d'une réflexion de ce qu'il fait, à qui et comment, et ce qui le guide et sur quoi s'appuyer lorsque le choix d'un comportement s'impose. C'est dans cette optique que les membres de l'Association des Infirmiers et Infirmières du Brunswick (AIIB) ont estimé que la pratique infirmière n'est pas seulement une liste de tâches, mais un processus dynamique qui trouve son fondement dans un cadre philosophique.

Des recherches empiriques auprès des personnes malades hospitalisées au service de chirurgie de l'Hôpital Central de

Yaoundé (l'HCY) ont révélé que les personnes malades sont objets de soins.

Sous cet angle, elles déplorent les relations toujours empreintes de violence verbale, la dépersonnalisation des malades à partir des noms qui leur sont attribués tels que sidéen, diabétique, polyfracturé, le cas du lit numéro, la discontinuité des soins dans le cas des maladies chroniques transmissibles, l'information et le consentement éclairé ne sont plus de mise dans les espaces de soins, les conflits de valeurs sont courants (bienfaisance et non-malfaisance). Ce qui paradoxalement s'oppose aux pratiques centrées sur le patient en tant qu'acteur des soins. La personne malade gravite plus en périphérie qu'au centre du système de soins, elle est donc objet des soins.

Concrètement, ces situations s'observent sur le terrain avec la non-prise en compte des valeurs et des points de vue de la personne malade, la dignité est mise en péril comme le signale Kerouac : *« Tutoyer une personne âgée ou l'appeler par un surnom sans son autorisation, donner un bain ou une douche à une personne sans assurer son intimité, entrer dans une chambre sans autorisation »* (Kerouac et al, 2003 : 90). Les influences sont nombreuses sur la personne malade, à l'instar de la perte de l'estime de soi.

D'un point de vue scientifique, les faits empiriques exposés par Nguina en 2008 sont révélateurs des constats empiriques. L'autrice partage son expérience de parcours de soins dans une institution hospitalière au Cameroun, victime d'un accident de la circulation dans lequel elle va ressortir avec un bras gauche écrasé. Sa prise en soins va être un parcours du combattant du fait de la mauvaise collaboration qui existait entre professionnels soignants et les bénéficiaires de soins. À travers cette expérience, l'autrice plaide pour une politique de santé digne de ce nom et pour que soient respectées la personnalité et la dignité de chacun pour un monde plus humain.

Ces illustrations nous amènent à comprendre que l'agir du personnel infirmier est primordial dans le processus de prise en soins de la personne malade. Il peut amener le malade à améliorer son estime de soi, ses représentations sociales, car la maladie comme la santé sont des concepts relatifs, dont les normes de santé et de malade sont subjectives. La personne malade, quel que soit son état, ne doit pas perdre sa dignité humaine. Elle doit être prise dans sa globalité et non dans sa totalité, car la globalité est plus grande que la somme des parties.

Dans cette optique, tout personnel soignant et en particulier le personnel infirmier devra agir conformément au respect de ce principe de dignité humaine. Mieux encore, agir de telle manière que l'humanisation des soins infirmiers soit perceptible par la personne qui reçoit les soins. L'agir infirmier devient alors un élément parmi d'autres pour évaluer la qualité des soins infirmiers, car les comportements du professionnel infirmier d'une part, et la pratique des soins d'autre part, sont deux faces d'une même médaille, celle de la qualité et celle de l'humanisation des soins (Phaneuf, 2005). Ces facettes font partie d'un système de représentations de la qualité et de l'agir qui devrait caractériser une personne ayant une appartenance à une profession, en l'occurrence à la profession infirmière (Hesbeen, 2002). Tout personnel infirmier devrait en permanence se remettre en cause, surtout que de nombreuses situations nécessitent un questionnement éthique (Jameton, 1984).

Ce questionnement éthique interpelle plus le professionnel infirmier, car il inscrit sa pratique dans le modèle bio-psycho-social-spirituel-métaphysique-anthropométrique. Comment alors concilier le rôle complexe de l'infirmier et les exigences liées à l'éthique des soins et dans les soins ?

Comment faire pour prendre soin et non administrer les soins ?

Aborder la dignité humaine dans toutes ses composantes est utopique. C'est pour cela que nous nous limitons à son articulation avec l'agir infirmier. Trois chapitres structurent cet ouvrage. Le premier chapitre est consacré aux fondements théoriques de l'agir infirmier, à l'évolution paradigmatique de la vision de l'humain dans la pratique infirmière. Le deuxième chapitre aborde la théorisation de deux concepts, à savoir l'agir infirmier et la dignité humaine. Le troisième chapitre présente les manifestations de la dignité dans l'agir infirmier.

CHAPITRE I

FONDEMENTS THÉORIQUES DE L'AGIR INFIRMIER

Dans cette partie qui tient lieu de prolégomènes, nous questionnons les fondements de l'agir infirmier. Ce qui n'est possible qu'à partir d'une exploration de l'évolution paradigmatique de la profession. En effet, il s'agit de passer en revue les différents paradigmes qui ont influencé la pratique infirmière à savoir le paradigme dualiste, le paradigme holistique et le paradigme de la complexité.

Ce chapitre vise à poser les bases scientifiques de la pratique infirmière en lien avec la vision de l'Homme. La pratique infirmière a été confrontée aux effets des transformations culturelles contemporaines. En effet, les postulats philosophiques à la base de la pratique infirmière véhiculent des valeurs culturelles indéniables, dynamiques dans leur évolution. Ils s'appuient sur des bases pratiques, théoriques, des courants et des modèles de pensée fondateurs d'un paradigme qui donne du sens, donc une orientation à la pratique. La parfaite connaissance de ces paradigmes s'impose, car le soin se situe aux frontières de plusieurs cultures, plusieurs savoirs, soignants et soignés complexes. La pratique infirmière est passée par plusieurs paradigmes dont le paradigme dualiste, le paradigme holistique et paradigme de la complexité.

1.1 Le paradigme dualiste de l'Homme et la pratique infirmière

La discipline infirmière s'est appuyée sur la philosophie pour construire son corpus. En tant que réflexion sur l'Homme, la philosophie est un cadre de référence de la pratique infirmière. De la préhistoire au Moyen-âge en passant par l'antiquité, l'Homme est perçu sous une logique dualiste, comme ayant un corps et un esprit (l'âme). Les soins aux malades incombaient d'abord aux parents ou amis ou à une institution charitable. Les soins sont alors orientés non vers la sagesse, mais vers la recherche du salut. Les ordres religieux animés par les femmes se sont alors appuyés sur la charité, la sollicitude pour donner les soins aux personnes pauvres. La logique de la sollicitude et de la compassion ont animé leurs actions. Les soins d'entretien et de confort avaient pour but de soulager leurs souffrances. En réalité, leur autorité spirituelle, orientée par la croyance et la dévotion, a sous-tendu toutes leurs actions.

La seconde dimension, le corps, va prendre de l'ampleur avec des soins essentiellement considérés comme un art. À partir du puissant leadership des femmes, les soins ont été administrés sur la base de l'oralité, de l'observation, de l'expérience et de l'habitus. La sagesse était le résultat de l'expérience et de la maîtrise des affects de l'Homme. Ces méthodes élémentaires avaient pour essence la compréhension de l'Homme dans sa souffrance et non le jugement de son comportement. La femme dans les sociétés anciennes a toujours occupé une place de mère de famille, car à partir de ses valeurs naturelles soignantes que sont l'affectivité, la douceur, la disponibilité, la générosité, l'abnégation, la discrétion, elle assurait les soins de réconfort aux membres de la communauté. Le but des soins était alors de conserver la vie. La relation avec la personne souffrante, semblable à celle d'un parent à son enfant, s'inscrivait dans une logique de protection.

En somme, le paradigme dualiste influencé par la logique cartésienne a donné une posture de vulnérabilité à l'Homme (corps et l'esprit). En effet, Descartes est l'un des pionniers de cette approche, en décomposant des unités complexes en unités simples, facilement observables en vue de la recherche de la vérité. (Amar et al, 2007). Le corps est davantage pris en soins avec une logique de l'aide apportée à autrui. La conservation de la vie, l'accompagnement de la personne malade pour soulager sa douleur et l'aider à faire pénitence ont été le leitmotiv des sœurs religieuses. N'ayant reçu aucune formation scientifique, les actrices de soins vont être fortement influencées par la révolution scientifique du 18e siècle. Les pratiques antérieures seront remplacées par des pratiques scientifiques.

La rupture épistémologique que l'on a connue dans les années 1800 dans les pratiques médicales est importante à relever. En effet, face à la logique naturaliste d'Hippocrate, Claude Bernard propose la logique rationnelle, plus efficace selon lui. En tant que l'un des précurseurs de la méthode scientifique en médecine, ce dernier pense que la logique naturaliste est passive, contemplative, descriptive comme les sciences naturelles (Hesbeen, 1997 : 13)[1]. Ainsi, le paradigme scientifique qui mettra au centre l'approche axée sur l'objectivité et la technicité va se développer.

La révolution pasteurienne va conduire à l'« utilisation des techniques scientifiques pour poser un diagnostic. Les soins vont alors être centrés sur la maladie (Quiles 2011). L'ethos de la pratique médicale et infirmière est basé sur la logique curative. La personne soignée devient un objet de soins. L'une des conséquences de cette vision est que le soin devient libéral, la logique marchande qui rime avec la rentabilité, la recherche effrénée du bénéfice, de la productivité se renforce. La biomédecine malgré sa puissance, n'a pas pu conduire au bien-être de la population, ce qui va exiger un changement de paradigme.

---

[1] Hesbeen, W. (1997). Prendre soin a l'hôpital Inscrire le soin infirmier dans une perspective soignante. Paris : Masson.

1.2 Le paradigme holistique de l'homme et la pratique infirmière

Contrairement à la valorisation de la quantité et non de la qualité de la vie, la santé est une ressource et le bien-être de la personne est la raison d'être des soins dans le paradigme humaniste. En effet, la logique de la complétude sous-tend alors les soins. Le soignant est alors considéré comme celui qui comble les déficits, les incapacités, il est le garant d'une norme à rétablir celle de la guérison. Les dimensions de la personne malade en tant qu'être global et être-dans-le-monde, chères au paradigme humaniste, sont redéployées au premier plan dans la relation de soins.

Le versant humaniste prône une mise en œuvre des valeurs humanistes que Kerouac nomme paradigme de l'intégration. Le paradigme de l'intégration met l'accent sur le soin, sur la personne. Selon ce courant de pensée, le soin est un processus interactif entre une personne ayant besoin d'aide et une personne capable de lui en offrir. Dans cette optique, le personnel infirmier devra clarifier ses propres valeurs, utiliser sa propre personne afin de s'engager dans le soin (Peplau, 1995). Cette orientation de la pratique vers le processus d'interaction entre le personnel infirmier et la personne malade s'inscrit dans une action humanitaire et non mécanique qui prend en compte la personne du malade (Kerouac, 1996).

Cette conception humaniste du soin est accentuée dans le paradigme de la transformation. Les soins techniques deviennent plus valorisants. Sous cet angle, la personne malade comme totalité doit être soignée dans toutes ses dimensions. La valeur du soin se situe dans l'interaction. Ainsi l'infirmier doit clarifier ses propres valeurs, utiliser sa propre personne afin de s'engager dans le soin (Peplau, 1995). Cette orientation de la pratique vers le processus d'interaction entre le personnel infirmier et la personne malade s'inscrit dans une action humanitaire et non mécanique qui prend en compte la personne du malade (Kerouac, 1996). Le soin s'inscrivant dans un registre relationnel a une valeur holistique. Cependant, l'une des limites de ce paradigme est la prétention à vouloir tout faire, ce qui est impossible (Nkoum, 2015) et ouvre la porte au paradigme de la complexité.

1.3 Paradigme de la complexité de l'Homme et la pratique infirmière

Dans le paradigme de la transformation, Kérouac (2003 : 9) énonce : *« Le changement est perçu comme perpétuel : l'interaction des phénomènes complexes est perçue comme le point de départ d'une nouvelle dynamique encore plus complexe. Il s'agit d'un processus réciproque et simultané d'interaction »*. Cette conception humaniste du soin est accentuée dans le paradigme de la transformation. Ces valeurs émaillent actuellement le champ des soins au Cameroun. La preuve, les espaces de soins sont désignés par un vocabulaire inhabituel dans les hôpitaux tels que les « quotes-parts », « la concurrence », le « prestige ». De plus, la personne malade est nommée différemment selon le contexte : client, patient, cas. De ce fait, sa prise en soins pourrait dépendre de son pouvoir économique ou de son statut. La négociation, le partenariat, le consentement signent la complexité de la relation de soins aujourd'hui.

La complexité des espaces de soins au Cameroun est une réalité indéniable car les paradigmes suscités se chevauchent en permanence et créent des logiques plus conflictualisantes qu'harmonieuses chez le professionnel infirmier. Cette situation inaugure l'émergence du paradigme de la complexité qui introduit le soignant dans la gestion de l'incertitude. Elle intègre une logique de développement, de dépassement de la logique humaniste, mais aussi la culture de la généralisation d'un mode de vie à l'ensemble des membres d'une société (Boisvert, 1996).

Le paradigme de la transformation pour sa part vise le bien-être tel que voulu par la personne elle-même. Un personnel infirmier inscrit sa pratique en accordant la primauté à la dimension subjective de l'expérience humaine qui est essentielle pour la connaissance de la personne malade et sa valorisation. La pratique des soins dans ce cas tient compte d'une participation authentique de la personne qui demande de l'aide, la rend disponible et actualise son potentiel (Armstrong, 2007). Par ailleurs, la façon de voir la personne malade, de l'accompagner dans ses expériences de santé en suivant son rythme et son chemin est essentielle. Dans cette optique, le personnel infirmier ne gère de manière unidirectionnelle les soins, mais participe et fait participer la personne malade et sa famille, l'interaction est circulaire en ce sens que le professionnel infirmier et la personne malade jouent des rôles interdépendants selon leur posture et le contexte.

Le paradigme de la mondialisation en d'autres termes, l'universalisation de l'humanité (Sigouin-Lebel, 2016)[2], conçoit l'Homme comme un espace dans l'espace. La pratique infirmière s'inscrit dans un espace sans limites où l'information est disponible et accessible pour tous. La personne malade dispose ainsi des outils pour apprendre, comprendre et questionner ce qui lui arrive. Du coup, la relation soignant-soigné devient une relation de négociation, de partenariat. Le personnel infirmier perd ainsi une partie de son pouvoir d'antan, car il devra intégrer cette nouvelle figure du patient, celui qui interprète les informations glanées sur la toile.

Le soin dans ce paradigme se comprend comme un espace anthroposocial-médical (Ambomo, 2018). En effet, il s'agit d'articuler la dimension anthropologique du soin, c'est-à-

---

[2] SIGOUIN-LEBEL, A. (2016). le concept de mondialisation dans les théories des relations internationales : perspectives philosophiques. UNIVERSITÉ DU QUÉBEC À MONTRÉAL

dire prendre en considération la culture, les pratiques, les représentations et les logiques d'acteurs et d'actions ; la dimension sociale s'appuie sur le soin comme un lien social, une interaction ; la dimension biomédicale qui mobilise essentiellement les logiques scientifiques pour offrir un service de qualité, pour avoir une congruence des soins selon Leininger (...).

Ces systèmes de références qui continuent aujourd'hui d'influencer la pratique infirmière permettent d'appréhender la place qu'occupent en même temps le personnel infirmier et la personne malade. Ce dernier courant de pensée nous donne à croire que la personne malade a une place importante dans les soins à lui administrés. Telle que présentée, la pratique infirmière s'avère complexe et nous donne l'occasion de justifier le choix de notre sujet.

CHAPITRE II

THÉORISATION DE DEUX CONCEPTS : L'AGIR INFIRMIER ET LA DIGNITÉ HUMAINE

Le présent chapitre est consacré à la théorisation de deux concepts essentiels et complexes : l'agir infirmier et la dignité humaine, car ces concepts nécessitent une clarification à partir de l'examen des théories éventuelles pouvant les soutenir.

Notre étude place l'agir infirmier au centre du système de soins, celui-ci devra être en conformité avec le respect de la dignité humaine. À ce titre, nous comptons dans ce chapitre dérouler le concept d'agir infirmier et celui de la dignité humaine. La démarche consiste à étudier l'objet, la portée, le sens des concepts et des théories scientifiques, ce que Vireux (1966) appelle la sémantique.

Elle nous aidera à saisir l'agir du personnel infirmier dans sa profondeur et nous évitera l'instrumentalisation du regard du personnel infirmier (Ibid.). La construction d'un modèle d'intelligibilité de l'agir infirmier en conformité avec le respect de la dignité humaine nécessite de nous pencher dans les lignes qui suivent sur le concept de la dignité de la personne malade afin de construire un modèle d'analyse adapté.

2.1 Agir infirmier

Agir est un verbe transitif qui vient du nom action. Nous sommes d'avis avec Paul Ricœur (2006) qu'aucune détermination, ni linguistique, ni praxique, ni narrative, ni éthico-morale de l'action n'épuise le sens de l'agir. Agir c'est exprimer par des actes, intervenir en passant à l'action. Une action est ce que fait quelqu'un et ce par quoi il réalise une intention ou une impulsion (l'Encyclopédie

Universalis, 2005). L'on peut aussi penser avec Merlet (2006) que l'agir est le comportement, la conduite qu'une personne adopte. Parler de comportement ramène au concept d'attitude, car elle est indispensable dans l'explication du comportement. *« Les attitudes et les comportements font partie d'un système de représentations de qualité et d'agir infirmier qui devrait caractériser toute personne ayant une appartenance à une profession »* (Phaneuf, 2010 : 10). Elle définit l'attitude comme un état mental de préparation à l'action qui exerce une influence sur nos comportements. La notion d'attitude est perçue comme étant *« un état mental et neuropsychologique de préparation de l'action, organisé à la suite de l'expérience et qui concerne une influence dynamique sur le comportement de l'individu vis-à-vis de tous les objets et de toutes les situations qui s'y rapportent »* (Ibid. : 30). Ces acceptions de l'attitude nous font comprendre qu'un sujet peut avoir une attitude différente de son action et vice-versa. C'est la raison pour laquelle l'on a plusieurs itinéraires pour concevoir l'agir.

En s'intéressant à l'agir humain, l'anthropologie accorde une grande importance au corps agissant, à la gestualité, au non verbal. L'idée majeure réside dans le fait que le corps nous unit au monde, qu'il est capable d'intérioriser la société. La plasticité du corps fait de celui-ci un médiateur entre le sujet agissant et le monde. Certains anthropologues pensent qu'agir c'est poursuivre des objectifs en mobilisant des moyens au cours des épisodes qui se succèdent tout au long de la vie dans des circonstances toujours changeantes. Il est inhérent non à un fonctionnement existentiel, mais au mode d'exister lui-même (Coudray, 2009). Par ailleurs, Magnon (2009) considère le geste et la parole comme participant de l'humanité de l'homme. Le corps propre se révèle être le médiateur entre l'intimité du moi et l'extériorité du monde. C'est pour cette raison que Ricœur (2006) place le sujet agissant comme une nécessité devant la place reconnue à l'ontologie de l'action. Il pense que l'initiative du sujet, son intervention dans le cours du monde, sa responsabilité, constituent une entrée première dans l'approche théorique de l'action. Ses travaux insistent sur la place du corps, la gestuelle et les techniques ; les dimensions symbolique et temporelle de l'activité sont ainsi soulignées.

Dans un autre sens, *« L'homme est un étant qui parle, mais aussi agit. L'agir humain est habituellement pris en considération du point de vue de l'effet qu'il produit et de la responsabilité de celui qui agit en créant et en détruisant. Il invite à penser l'essence de l'agir comme accomplir (...). La signification de l'acte se découvre dans l'action... L'action se constitue par un ensemble d'actes s'enchaînant et s'organisant pour un certain effet dont il est la cause (...). L'agir est l'agir sur »* (Heidegger cité par Honoré 2002 : 117-118). L'auteur nous amène à comprendre que l'agir est la résultante de plusieurs éléments et entraîne toujours des effets dont il faut être responsable.

Au regard de ces différentes conceptions de l'agir, nous allons dans notre étude, concevoir l'agir comme un comportement qui intègre le corps, le geste et la parole, il est judicieux d'explorer le concept de l'infirmier pour mieux l'articuler à l'agir.

2-1-1 L'infirmier

Le mot *infirmier* étymologiquement parlant vient du latin *in-firmus* : « qui n'est pas ferme, au moral comme au physique » ou « qui s'occupe des infirmes ». C'est une personne dont la profession est de délivrer des soins infirmiers.

D'après la loi N° 84-009 du 05 décembre 1984 portant réglementation de l'exercice des professions d'infirmier, sage-femme et technicien médico-sanitaire au Cameroun, en son Article 1, alinéa 2 : « *L'infirmier est toute personne qui est titulaire du diplôme d'État d'infirmier ou de tout autre titre reconnu équivalent par l'État pour exercer la profession* ». Dans le souci d'affiner cette définition, d'autres conceptions ont été données par des instances internationales. Le Conseil International des Infirmiers (CII, 2010) conçoit l'infirmier comme une personne qui a suivi un enseignement et une formation officiellement reconnus et habilitée à prodiguer des soins infirmiers. Selon cette instance, cette personne doit être apte à assumer dans son pays la responsabilité de l'ensemble des soins infirmiers. Le Code français de la santé publique déclare qu'« *est considérée comme exerçant la profession d'infirmière ou d'infirmier, toute personne qui donne habituellement des soins infirmiers sur prescription ou conseil médical, ou en application du rôle propre qui lui est dévolu* ».

Il ressort de ces définitions que le personnel infirmier est un professionnel de santé formé, compétent et reconnu, dont l'agir doit être conforme aux règles de la profession. La fonction soignante concerne tout professionnel de la santé dès lors qu'il est animé d'une intention soignante. Le personnel infirmier est une personne ayant accédé au métier de soignant par l'acquisition des ressources dont la nature lui permet d'agir comme tel (Poletti, 1983). Les actions de l'infirmier sont caractérisées par les soins infirmiers dont il est nécessaire de préciser le contenu.

2-1-2 Soins infirmiers

Des premiers fondements théoriques établis par Nightingale (1860) aux définitions élaborées par les chercheurs en soins infirmiers contemporains, les soins infirmiers ont été définis comme une pratique à part entière, une science, mais également un art moral. L'auteur précise dans son ouvrage de référence que les soins infirmiers mettent le malade dans les meilleures conditions possible pour que la nature agisse sur lui. Tandis qu'Henderson (1961) définit les soins infirmiers comme une réponse aux besoins fondamentaux de chaque individu.

Depuis le 19e siècle, une infirmière, Florence Nightingale a conçu les soins infirmiers comme consistant à mettre la personne dans un environnement où la nature agit. Potter et Perry (2002) définissent les soins infirmiers au sens large comme une attention, une application envers quelqu'un. Le mot soin prend alors le sens de moyens par lesquels on s'efforce de rendre la santé à un malade.

De plus, *« le soin procède de la rencontre et du cheminement entre une personne soignante, professionnelle ou non, qui a pour intention d'être aidante et une personne soignée qui nécessite d'être aidée »* (Hesbeen, 2007, .23) Le soin est aussi défini comme « *inquiétude, souci, attention, prévenance, sollicitude* » (Moreau, 2000). Tels que définis par le CII (2010), les soins infirmiers représentent les soins prodigués de manière autonome ou en collaboration, aux individus de tous âges, aux familles, aux groupes et aux communautés malades ou bien portantes, quel que soit le cadre.

Le CII (2010) représente les soins infirmiers comme un ensemble de connaissances, de compétences et de techniques relatives à la conception et à la mise en œuvre d'actes de soins infirmiers. Collière (2001) distingue les soins infirmiers liés aux fonctions de continuité et d'entretien de la vie qui s'inscrivent dans le cadre du rôle propre de l'infirmier ou le care et la cure. Les soins curatifs ou de réparation sont liés au rôle de collaboration. Le CII (2010) en donnant les missions des soins infirmiers, met l'accent sur la promotion de la santé, la prévention de la maladie, la réadaptation ainsi que sur les soins dispensés aux personnes malades, handicapées et mourantes.

Les soins prodigués de façon autonome regroupent notamment les soins d'accueil, d'hygiène, de relation d'aide, d'évaluation de la douleur de la personne malade, de surveillance de la thérapie, d'éducation à la santé, d'élaboration de la démarche de soins afin de poser des diagnostics infirmiers. Ces interventions autonomes qui structurent le savoir, le savoir-faire et le savoir-être doivent respecter les normes de la profession à savoir : le modèle conceptuel, la démarche scientifique des soins infirmiers, la relation d'aide, la déontologie et l'éthique, les connaissances scientifiques de base et les interventions.

En somme, le rôle propre de l'infirmier renvoie *« à une ligne de conduite, un ensemble d'attitudes requises pour soigner. Ce rôle propre revêt plusieurs caractéristiques entre autres, un rôle difficile, car il demande l'intégration de toutes les dimensions humaines. Un rôle exigeant au regard de la qualité des soins. Un rôle toujours nouveau, car l'application du rôle propre est toujours différente d'un individu à un autre et offre un caractère original pour chaque patient. Un rôle riche, car bien que banalisé et décrit comme « des soins de base est multidimensionnel, un rôle porteur d'avenir, car bien qu'il étaye le présent sur les étapes de son histoire, il forge l'avenir en s'enracinant de plus en plus dans une science infirmière »* (Hesbeen, 2007 : 8).

La lecture qui en est faite est que le rôle de l'infirmier est multidimensionnel et complexe, car il intègre des qualités techniques, relationnelles et la personnalité de l'infirmier. Ainsi les soins infirmiers *« possèdent leur propre tradition morale qui offre des éléments particuliers à une politique et une pratique de soins »* Tsou (2007, 54). Ils exigent certaines valeurs qu'il est important de mettre en œuvre pour assurer des soins de qualité : la présence, le toucher, la parole, l'écoute, le respect de l'autre, la rencontre et l'accompagnement que nous allons développer dans les lignes qui suivent.

2-1-2-1. Culture de la présence

Cultiver la présence dans les soins c'est faire appréhender à la personne malade l'énergie de la vie, c'est lui communiquer une « vivance » nouvelle (Phaneuf, 2010). En soins infirmiers, la présence prend une dimension encore plus signifiante puisque cette qualité est dirigée vers le sujet même de nos soins, vers ce pour quoi nous existons comme profession. Sans le malade, plus de soins, plus de travail. La qualité de la présence soignante auprès de ceux qui souffrent est si importante qu'elle peut même être qualifiée de thérapeutique. C'est une attitude de proximité physique et de disponibilité affective calme et chaleureuse qui suscitent la confiance du patient.

Ce concept peut paraître simple, mais il symbolise à la fois cette force du personnel infirmier qui suscite la confiance du patient et le rassure, de même que la douceur d'une approche humaine, attentive et bienveillante sur laquelle il peut se reposer. Sans même s'exprimer par la parole, le personnel infirmier, par sa qualité d'être, laisse émaner de lui un sentiment de calme et de sécurité, ce qui devient un élément essentiel de la relation soignant-soigné et de manière particulière, de la relation d'aide. Cette présence chaleureuse et réconfortante devient le lieu de la compréhension empathique et du respect pour le client et son vécu douloureux.

Ce concept de présence peut laisser entendre qu'il s'agit d'un état statique, passif. C'est au contraire un processus dynamique toujours en éveil duquel émane une attitude tournée vers le malade. À ce titre, la présence est beaucoup plus que le fait d'être. Elle repose sur l'habileté du personnel infirmier à créer un espace où la personne malade entre en contact avec sa souffrance et la communique au soignant qui peut ainsi l'aider à vivre et à évoluer dans cette expérience de maladie. Elle a valeur de partage et d'accompagnement.

C'est surtout un rapprochement affectif qui engage le personnel infirmier dans un processus d'attention à l'autre, d'écoute, de disponibilité et de responsabilité.

La présence du personnel, de l'infirmier est essentielle, car elle réunit à la fois le contact humain, la confluence des besoins de la personne soignée et des intentions de soins. Il y a cependant des préalables à la présence. Elle suppose d'abord l'acceptation de l'autre, une acceptation inconditionnelle (Adam, 1983). Elle implique souvent l'action, mais aussi parfois l'engagement. Elle conduit naturellement à l'ouverture à l'autre, à ses valeurs et à ses difficultés.

Il faut pour cela mettre à contribution tous les moments propices, même s'ils sont courts. Il s'agit notamment de prendre le temps d'aller saluer une nouvelle personne malade en la nommant et en identifiant sa fonction, profiter de quelques moments d'accalmie pour faire le tour des personnes soignées et s'informer de leur état ou encore les saluer au départ. Ces moments sont ceux qui atteignent la plus grande intensité ; il s'agit là des périodes de présence dites intentionnelles (Svandra, 2009).

Si on y ajoute les moments de contact imposés par le traitement ou les soins infirmiers spécifiques, on instaure ainsi des rapports qui donnent au client l'impression d'une présence infirmière soutenue. À quoi servirait-il de remplir des fonctions prestigieuses si nous perdons le contact avec les personnes les plus importantes pour nous. La personne malade est très réceptive et sensible au comportement du personnel infirmier. Le sourire de ce dernier quand il entre dans la chambre, la façon dont il ouvre la porte, le bonjour qu'il adresse au malade, le ton qu'il adopte quand il prend la parole, tous ces petits détails ont une grande influence sur le comportement de la personne malade et jouent un rôle important dans la relation et dans la guérison. Cela est d'autant plus vrai que cette pratique sera partagée dans le service par l'ensemble du personnel soignant. La personne malade, se sentant plus reconnue en tant que personne, sera à son tour plus reconnaissante de l'attention qu'on lui porte.

2-1-2-2 Toucher

Le personnel infirmier au cours des soins techniques de base touche la personne malade en l'occurrence lors des pansements, la prise de sang, la pose de la perfusion, les soins relevant du confort et de l'hygiène. Les gestes que pose le personnel infirmier doivent être empreints d'humanisme. Le toucher fait entrer le personnel infirmier dans l'intimité de la personne soignée. Pour être acceptée et acceptable, cette intimité doit être protégée par une éthique humaniste. Le toucher a un effet immédiat de bien-être, de détente pour la personne malade. Les traumatismes par exemple provoquent une perturbation du schéma corporel, une image du corps dissociée et désunie (Dworkin, 2006). Grâce au toucher, le personnel infirmier va permettre alors à la personne malade de reprendre contact avec son corps unifié et non plus avec un corps blessé et douloureux Phaneuf (2010).

Cette dernière considère le toucher comme un élément essentiel de son concept « humanitude »[3]. Ce geste est signifiant, car le personnel infirmier apporte à la personne malade une confirmation existentielle qui lui permet de retrouver ses marques. Avec ce mode de communication, le personnel infirmier transmet ses émotions, stimule l'intérêt et renforce l'image de la personne malade, contribue à intensifier son estime de soi, apporte une sensation de chaleur et de bien-être, assure et réconforte (Phaneuf 2010).

Le toucher est facilement repérable à travers la peau qui est un organe de sens. Il ne fait aucun doute que la main, outil

---

[3] concept créé par Gineste, Yves et Rosette

par excellence du personnel soignant, est l'une des zones du corps où le toucher est à sa plus fine expression. Ainsi le toucher donne par excellence le sens des objets réels. Par le toucher, en effet, je ne puis être présent à l'autre sans l'être à moi-même, parce que le toucher est le seul des cinq sens dont la manifestation est réciproque : on peut voir sans être vu, on peut écouter sans être entendu, mais on ne peut toucher quelqu'un sans éprouver soi-même, en même temps, ce contact. Voilà bien un garant de « vérité » s'il en est : la vérité de soi est celle d'autrui et simultanément.

Toucher une personne malade c'est se toucher. Pour le dire autrement, la conscience de soi commence avec le toucher (Hensey, 2009). La réciprocité des effets du soin se décline selon la répercussion de l'effet des actions du personnel soignant sur la personne malade. Aussi une attention particulièrement alertée à l'aspect tactile du soin doit-elle être exercée, car celui-ci constitue une occasion à nulle autre pareille de penser le rapport à l'autre autant que le rapport à soi. Savoir soigner consiste alors à s'occuper autant de la personne soignée que du personnel soignant lui-même, tous les deux dans le souci de dignité qui informe la relation soignant-soigné. Le toucher nous montre que notre humanité, en un mot notre dignité, est manifeste dans nos gestes et en notre corps (celui de la personne malade et celui du personnel soignant) et ne saurait en être dissociée. Nous pouvons tenir pour essentiel, nous semble-t-il que le corps humain tout entier, en sa dimension tactile, participe de la dignité de tout humain de manière essentielle. Associé à la parole, le toucher apporterait à la personne malade une confirmation existentielle qui lui permettra de retrouver ses marques (Boula, 2009).

2-1-2-3 Parole et Écoute

Selon Heidegger cité par Honoré, 2002 : 116-117) : *« La parole est pour l'homme une manière d'être, d'être-en-*

forme et d'être-en-vie. Prédicative et prescriptive, elle est liée à l'écoute. Le dialogue est cette activité par laquelle nous sommes partenaires dans la parole et l'écoute. Elle n'est pas un enregistrement d'informations sur l'expérience, mais production de significations nouvelles dans un travail en commun de sens. " (Heidegger cité par Honoré, 2002 : 116-117).

La parole et l'écoute sont ainsi intimement liées et permettent de comprendre l'autre. La parole instaure un déplacement et permet à la personne de donner un sens à son existence. C'est pour cela que *« l'accent est mis sur l'importance accordée à la parole élaboratrice, à la relation comme condition du processus et aux projets personnels et collectifs comme quête du sens, de cohérence et de reconnaissance. »* (Giust-Desprairies, 2003, 26). Nous pouvons aussi dire que *« le cheminement d'une parole qui, adressée à un autre, écoutant, est un accès privilégié aux significations. Le sujet, par le langage, dénoue les problèmes ou plutôt les déplace »* (Clot, 1998. 186). Dans cette optique, l'écoute bienveillante, l'empathie et la neutralité sont nécessaires pour rencontrer l'autre.

2-1-2.4. Rencontre et Accompagnement

La rencontre avec l'autre, nous fait entrer dans la sphère des devoirs envers les autres hommes. L'objectif d'une rencontre entre personnel soignant et personne soignée est de tisser des liens de confiance. Il s'agit bien pour le personnel soignant d'être capable d'aller à la rencontre d'une personne. Ceci paraît facile, pourtant la rencontre nécessite des qualités humaines et professionnelles qu'il convient d'adapter à chaque situation.

Ce qui génère le plus chez la personne malade le sentiment d'être considérée comme une personne et non un objet de soins, c'est en premier un accueil chaleureux. Lorsque la rencontre est réussie, le personnel soignant peut donc faire un bout de chemin avec la personne, l'accompagner sur le chemin qui est le sien et pas la capturer pour la mettre sur le chemin du personnel soignant, tout en la respectant. Aller à la rencontre de l'autre est un signe de respect pour l'autre (Hesbeen, 2009).

2-1-2-5. Respect de l'autre

Le respect peut être défini comme une *« attitude interne de l'aidant par laquelle ce dernier considère son aidé comme une personne acceptable et comme un objet d'affection et d'amour »* (Theis, 2003 : 16). C'est une attitude du personnel infirmier qui se manifeste dans ses comportements et dans la façon dont il aborde la personne soignée. Il commence par le fait de désigner la personne par son nom. Il exige en plus, non seulement la performance, mais également la présence et l'attitude de respect pour soi et pour les autres, la communication et le leadership. Le respect de l'autre se manifeste aussi dans la priorité que le personnel infirmier accorde aux opinions de la personne malade. Le souci de bien-être de celle-ci doit l'emporter sur tout autre objectif. Il importe également d'accorder une attention particulière au droit de consentir aux soins, à la confidentialité, au rapport risques et bénéfices pour la personne soignée.

La personne malade connaît bien les circonstances de sa propre vie, elle a ses croyances et ses valeurs. Si elle dispose de l'information nécessaire, elle est en mesure de décider de ce qui lui convient le mieux. L'autonomie de la personne malade inclut ainsi le droit à l'information nécessaire et à la prise de décision. Le personnel infirmier ne devra pas croire qu'en tant que professionnel de la santé, il sait ce qui est dans l'intérêt véritable de la personne malade.

Il arrive que les désirs de la personne malade s'opposent aux valeurs du personnel infirmier et que ce dernier estime ne pouvoir prodiguer des soins. Il devra prendre des dispositions nécessaires pour que les soins soient prodigués sans dommage.

Une manière de respecter la personne malade c'est de préserver son intimité, en ayant un accès limité à son corps, à ses fonctions corporelles et à ses objets personnels. Dans cette perspective, le personnel infirmier est tenu de garder secrets tous les renseignements personnels reçus de même que toute information obtenue dans l'exercice de ses fonctions. La confidentialité est un droit des personnes malades et le personnel infirmier s'engage à la respecter. Il est nécessaire que la personne malade sache que certains renseignements peuvent être partagés avec les collègues. Dans ce cas il convient d'informer la personne malade ou son mandataire de la décision à divulguer l'information et lui donner l'occasion de le faire soi-même. Respecter l'autre c'est prendre en compte tous ces aspects développés qui non seulement clarifient les soins infirmiers, mais permettent aussi de saisir le contenu de l'agir de l'infirmier.

2-1-3. L'agir professionnel

Vial (2005) conçoit l'agir professionnel comme dépendant de la dynamique du sujet, de sa conception, de ses représentations et du modèle du sujet. Une autre grille de lecture de l'agir professionnel amène Magnon (2009) à le décliner en trois types de compétences : la compétence conceptuelle (analyse), la compétence technique (processus, procédures) et la compétence humaine (relations interpersonnelles). Il estime que cette dernière est le résultat de l'application des deux premières. Il arrive à la conclusion selon laquelle le savoir-être est le savoir agir. Pour aller dans le même sens, d'autres affirment que « notre savoir est dans nos actes » Schön (1994 : 76). Chaque profession a sa culture et ses règles particulières auxquelles l'individu doit se soumettre afin de s'intégrer et construire une identité.

L'identité professionnelle selon Blind (1997), est constituée de deux pôles : un pôle individuel comportant les caractéristiques individuelles et un pôle social qui s'exprime à travers les rôles auxquels un individu se conforme pour répondre aux attentes des autres, d'un groupe, d'une situation donnée. Ainsi l'on conçoit qu'une même personne puisse se comporter de façons différentes selon la situation dans laquelle elle se trouve et avec qui elle est.

Tous ces points de vue nous donnent à croire que l'agir infirmier fait intervenir le corps, le geste et le verbe. Ainsi, nous pouvons prendre en compte d'une manière globale, la personne du sujet et la compétence du sujet, comme dimensions du concept de l'agir infirmier.

2-1-3-1. Personne du sujet

Le sujet est *« un parmi d'autres, Il est une dynamique évolutive parce qu'il est constitué de conflits. Il est le lieu d'un mouvement dialectique et d'une tension caractéristique entre des nécessités d'unification et des potentialités de rupture, tout système social s'érige sur un ensemble de contradictions, le conflit est l'essence même du social »* (Giust-Desprairies, 2003 : 184).

En réalité, les modèles de sujets dépendent de la formation, de l'expérience. Le sujet est à penser entre l'unique et le collectif, entre l'exemplaire et la diversité, entre produit et producteur social, entre agent et auteur (Ibid.). Quant à Freud (1980), il nous apprend que l'assise de l'identité et de la singularité du sujet réside non pas dans le moi qui se proclame maître et possesseur de la nature entière, mais dans cette partie de lui-même qui lui est inaccessible et qui s'exprime à son insu, dans le lapsus, l'acte manqué ou encore le symptôme (Imbert, 1996).

Ce qui influence la relation de soins empreinte de sensibilité et de singularité, celle de la personne soignée et du personnel soignant.

L'infirmier est un être qui a des attentes et des besoins biologiques, psychologiques, sociaux culturels et spirituels, un être en perpétuel devenir et en interaction avec son environnement, un être responsable libre et capable de s'adapter, un tout indivisible selon Coudray (2009). L'exercice de cette relation si particulière permet à la fois de l'éclairer et de révéler, par la difficulté même de l'exercice, l'ampleur de ce qui constitue un véritable art. Les métiers de l'humain étant difficiles, avec des attentes élevées, des normes discernables, ils exigent un travail sur soi d'abord pour rencontrer l'autre. Parce qu'ils sont faits de soupçons, de remaniements, d'ouvertures, de problématisations.

Le personnel infirmier doit constamment avoir envie de faire mieux. Prendre soin de soi, c'est entre autres avoir une attitude positive, quelle que soit la situation. L'agir infirmier sous cet angle intègre l'aspect historico-culturel situé dans le gestuel de toute personne humaine.

En puisant dans un fonds anthropologique, ethnologique du geste, Jousse (1991) estime que la dimension symbolique de l'agir met en exergue la place du gestuel ou encore celle du corps d'une part, celle de la parole ou du verbal d'autre part. À ces dimensions s'ajoutent les expériences de la vie et ses représentations qui s'interpénètrent. Ce qui rend l'agir du personnel infirmier complexe et lui confère une certaine personnalité. Sous cet angle, Armstrong (2007) estime que l'agir infirmier sera différent d'un personnel infirmier à un autre malgré l'appartenance à un même corps.

L'infirmier est un sujet en perpétuelle reconstruction, l'action le fait plus évoluer, se réorganiser et la dynamique est toujours privilégiée sur l'état.

La pragmatique est une pensée qui consiste à privilégier l'agir sur le jugement, elle amène à *« demeurer dans ce va-et-vient permanent entre le faisable et le souhaitable, le possible et le voulu, le possible et le souhaitable* » (Le Moigne, 1994, 117-118). Dans la praxis, le sujet, produit social et producteur agissant sur le social est une dynamique en perpétuel changement. Les mythes, les contes, les légendes ont laissé chez nous un réservoir d'images et de scénarios aux affects non négligeables. Le symbolique et l'imaginaire sont des dimensions encore trop peu explorées dans l'exercice professionnel mais qui l'infiltrent. Tous ces registres de pensée fournissent des étayages au sujet.

Clot (1998) pense que le social n'est pas en plus du sujet, un simple milieu, il est constitutif du sujet et le contexte du sujet. C'est pour cette raison qu'il parle de « ce vivant social qu'est le sujet humain » (Ibid. 166). Pour l'auteur, le contexte fait partie de la situation : « *La vie individuelle ne s'exprime pas dans la vie sociale, elle s'y réalise aux deux sens du terme. Inversement, la vie sociale n'est pas dans la vie individuelle, comme un contenu dans son contenant. Le sujet n'existe que dans l'échange interhumain* » (ibid.). Dès lors, le corps professionnel est aussi un social incarné. « *Travailler passe par l'énigme de la mobilisation du corps, creuset entre le pulsionnel, le physiologique et le symbolique. La chair du travail, tout simplement.* » (Peze, 2002 : 146).

Avant les techniques instrumentales, il y a les techniques du corps.

Les gestes peuvent ainsi être considérés comme des « *actes d'expression de la posture psychique et sociale adressés à autrui* » (Ibid. : 57). La notion de posture évoquée par Perrenoud (2005) est considérée comme un préalable à partir duquel l'on « *peut retenir trois composantes de la personne : son identité ; son système de valeurs ; certaines postures, entendues comme une modalité définie du "rapport à" certaines facettes fondamentales du métier considéré. Cette posture pourrait se définir comme une qualification du "rapport à" comme une sorte d'idéal ou de norme »*. C'est dans le corps que se nouent le psychique et le social. En somme, l'agir l'infirmier, cette compétence qui est sollicitée lors de tout rapport entre humains dans une activité, et a fortiori dans les métiers de l'humain, ce savoir-être, ne relèverait-il pas finalement d'une compétence plus générale, la compétence sociale comme la définit Gilbert et Palier (1992) ?

Le comportement de l'individu qui est la dimension palpable de l'agir est influencé par les représentations sociales, le milieu social, les expériences, en dépit des valeurs professionnelles qui imposent au personnel infirmier certaines exigences. La compétence sociale peut ainsi augmenter par des contributions positives, ou diminuer par des contributions négatives.

L'agir de l'infirmier ne peut demeurer uniquement dans le « faire », il lui faut développer le « prendre soin » où toute la personnalité du professionnel soignant est impliquée. Il peut être perçu comme une inscription corporelle, perceptive, réfléchissante, en interaction avec un milieu, qui vise le bien-être de la personne malade. Il s'apparente à la présence agissante qui est une attitude, une manière d'être à l'écoute, de manifester sa compréhension, son empathie et cela ne se mesure pas en minutes, mais plutôt à l'aune de l'engagement auprès du client et du professionnalisme du soignant. Le personnel infirmier mobilise des gestes du métier qui préexistent, qu'il a déjà rencontrés dans sa vie personnelle, qu'il a observés, étudiés, perçus, interprétés, refusés, et réajustés selon son propre rapport à l'activité professionnelle.

2-1-3-2. Compétence du sujet

La compétence professionnelle s'appuie sur un système intégré de savoirs que nous retrouvons dans la définition suivante : *« La compétence correspond à la mobilisation dans l'action d'un certain nombre de savoirs combinés de façon spécifique en fonction du cadre de perception que se construit l'auteur de la situation »* (Perrenoud, 2005 : 10) :

Une compétence requiert pour son acquisition et sa mise en œuvre que le professionnel soit en mesure de mener une activité réflexive au cours même de sa réalisation ou après celle-ci. Ainsi est compétent un professionnel pouvant mobiliser et organiser différents savoirs et gérer les émotions révélées au cours de leur acquisition et de leur mobilisation. Il doit pouvoir en plus analyser le contexte dans lequel il utilisera sa compétence pour rester performant, réguler sa compétence au cours même de sa réalisation et l'analyser à distance tant sur le plan de son processus que de sa performance. Le professionnel infirmier doit pouvoir faire un transfert de cette compétence dans différentes situations, tout en gardant un niveau de performance attendu, sachant que toute famille de situations suscitera des conflits de nature éthique questionnant alors la valeur de sa compétence (Ibid).

Que faut-il entendre par agir avec compétence ?

L'on doit distinguer « être compétent » et « avoir des compétences » pour savoir agir en situation (Ibid. : 10.). Savoir agir avec compétence en situation présuppose de posséder des ressources personnelles ou externes, en utilisant des combinatoires de ressources pertinentes pour une pratique professionnelle efficace. Ce n'est donc pas seulement avoir des ressources personnelles comme les savoirs théoriques (connaissances), des savoirs procéduraux (savoir-faire techniques, méthodologiques, relationnels...), des savoirs pratiques (savoirs et savoir-faire d'expérience), ou des ressources externes (guides, réseaux d'expertises, associations professionnelles), mais bien les combiner dans une situation professionnelle, montrant de réelles performances entre les résultats attendus et les résultats obtenus et porter un regard réflexif (Ibid.).

Boula (2000) dans sa métaphore compare le personnel infirmier aux enseignants. Il les considère comme des professionnels du soin au même titre que les professionnels de la pédagogie. Les personnes malades, comme les étudiants, ont envers eux des attentes élevées et bien définies quant à l'étendue de leurs connaissances théoriques et pratiques et au respect qu'ils manifestent pour eux-mêmes et pour les autres. D'une manière générale, on attend d'eux qu'ils soient capables d'une réflexion critique, qu'ils se réfèrent à une éthique qui oriente leurs valeurs, leur engagement, gage de leur évolution.

Plusieurs approches définitionnelles rendent le concept professionnel complexe. D'aucuns pensent qu'il est relatif à une profession et considèrent le professionnel comme une personne, l'assimilent à celui qui exerce, qui connaît parfaitement un métier donné.

D'autres pensent que le professionnel est une personne spécialisée dans un secteur d'activités et exerçant une profession ou un métier. Il se distingue par son professionnalisme et son zèle héroïque. Il pratique professionnellement une activité, et en retire un revenu (Phaneuf, 2010). Le concept de professionnel s'emploie aussi substantivement et se dit de celui qui fait de la profession un art, par opposition au simple amateur qui la cultive.

Nous pouvons encore entendre par professionnel une personne compétente dans un secteur d'activités. Un professionnel est une personne qui est « digne des normes élevées d'une profession », une profession « est un métier exigeant une formation de pointe et impliquant en général l'esprit, plutôt que le travail manuel » (Magnon, 2003 : 90). Ce statut de professionnel confère au personnel infirmier une relative autonomie dans la pratique.

C'est-à-dire qu'à partir de certains savoirs et de certaines règles, le professionnel possède une latitude dans sa conduite. En effet, tout n'est pas dicté à l'avance. Le personnel infirmier évalue la situation à laquelle il doit faire face et module son intervention de manière conforme aux objectifs proposés pour son action. Les interventions qu'il propose sont empreintes d'humanisme, d'un sens des responsabilités et d'une adaptation continuelle au changement.

Le professionnel est aussi celui qui a cette capacité d'évaluation de son agir. Il adopte une attitude de respect pour soi et pour les autres. Ceci lui confère un sentiment d'appartenance à un groupe social bien identifié.

De ce qui suit, nous tenterons de caractériser ce savoir professionnel de référence, et surtout de lui donner un contenu à partir d'une analyse des concepts de professionnalisme et de professionnalité.

2.1-3-3. Professionnalité

La professionnalité désigne un ensemble de prescriptions relatives aux compétences attendues chez des professionnels. Ce système de normes institutionnelles pénètre les façons dont le personnel infirmier exerce, vit et pense son métier, mais les savoirs professionnels n'en sont pas pour autant la simple expression ou des façons d'agir en professionnel. Agir en professionnel signifie faire vraiment ce qu'il faut pour que les autres nous perçoivent comme une personne fiable, respectueuse et compétente (Nkoum, 2010).

Ainsi, la professionnalité fait référence à quelques qualités courantes :

- **La compétence :** vous avez les aptitudes et les connaissances qui vous permettent de faire du bon travail ;

- **La fiabilité :** on peut compter sur vous pour que vous remettiez un travail ;

- **Le respect des autres :** vous traitez les gens comme s'ils comptaient vraiment pour vous ;

- **La mise à niveau :** plutôt que de laisser se périmer vos compétences et connaissances, vous vous recyclez pour rester à jour ;

- **Le comportement positif :** vous essayez de résoudre les problèmes ;

- **Le soutien des autres :** vous partagez la scène avec vos collègues, vous prenez le temps de leur montrer comment bien faire les choses en leur prêtant une oreille attentive, au besoin ;

- **L'accent sur le travail :** vous ne permettez pas à votre vie privée d'influer inutilement sur votre travail et vous ne passez pas du temps au travail à faire des choses personnelles ;

- **L'écoute active :** les gens souhaitent être entendus, alors donnez-leur la chance d'exprimer clairement leurs idées.

La professionnalité fait référence aux gestes du métier qui véhiculent des valeurs, des codes sociaux propres à la profession. Ce sont des invariants de situation qui permettent d'identifier les paramètres structurants de l'activité. De ce point de vue, elle s'inscrit dans « une logique purement productive » (Nkoum, 2020, 32).

2-1-3-4. Professionnalisme

Le professionnalisme est un nom masculin qui découle du concept de professionnel qui à son tour, vient de profession. Il se caractérise alors par la qualité du travail de quelqu'un ayant de l'expérience. Ce premier englobe une série d'attitudes, d'aptitudes et de comportements, de qualités et de valeurs auxquels on s'attend de la part de ceux et celles à qui la société a accordé le privilège d'être considéré comme professionnel. L'axe central du professionnalisme est la responsabilisation, ce qui suppose la responsabilité de garder ses connaissances à jour : *« Par ses exigences, le professionnalisme nous incite à la progression collective de notre groupe d'appartenance. Professionnalisme, éthique et responsabilités sont trois mots fondateurs en soins infirmiers »* (Phaneuf, 2010, 40). Ainsi selon Nkoum (2020 : 36) le professionnalisme incite à une ouverture à la créativité et à l'innovation.

Le professionnalisme qui doit caractériser toute action infirmière devient un incitatif puissant à la recherche de nouvelles connaissances et nous ne pouvons pas prétendre au titre de professionnel si nos savoirs sont dépassés. L'infirmière en service doit suivre le mouvement et rechercher, au fur et à mesure de l'évolution, les connaissances qui lui sont nécessaires pour améliorer son agir.

Le professionnalisme intègre, en plus du savoir, du savoir-faire et du savoir-être, *« l'engagement et de la motivation, une potentialisation et une actualisation »* (Nkoum, 2020 : 34).

Pour ce qui est du savoir, c'est un ensemble de compétences conceptuelles (analyser, comprendre, agir de manière systémique). Le savoir–faire regroupe toutes les habiletés techniques dont le professionnel est pourvu, on peut parler de savoir procédural-praxéologique. Ce sont en effet des compétences techniques qui englobent méthodes, processus, procédures, techniques d'une spécialité. Le savoir-être est comparable aux compétences humaines, à l'art dans les relations intra et interpersonnelles. C'est une compétence infirmière qui ne peut être isolée des compétences techniques. Le savoir-être du professionnel soignant est comme toute compétence, contextualisé.

C'est *« savoir agir dans une situation professionnelle complexe en vue d'une finalité »* (Phaneuf. : 45).

Chaque profession a sa culture et ses règles particulières auxquelles l'individu doit se soumettre afin de l'intégrer. Le savoir-être est une compétence qui est sollicitée lors de tout rapport entre humains dans une activité professionnelle, mais a fortiori dans les métiers de l'humain. Ce savoir-être ne relèverait-il pas finalement d'un certain nombre de valeurs ? C'est pour cela que l'OIIQ (2008) estime que les valeurs suivantes sont fondamentales dans la dispensation des soins infirmiers : le bien-être des clients, l'autonomie des clients, l'intimité et la confidentialité, le respect de la vie, le respect des engagements, l'honnêteté, l'équité. Ces valeurs sont reconnues par la société et entérinées par la législation.

Le professionnalisme met en œuvre le geste professionnel qui est un processus d'ajustement, mais aussi le sens de l'improvisation, le sens de l'altérité et l'adresse du geste. Le sens de l'improvisation n'a pas un modèle opératoire à privilégier, mais témoigne d'une analyse précise et rapide en fonction des variations à construire dans l'interaction avec le contexte. Le sens de l'improvisation, de l'intuition transforme l'imprévu en évènement favorable. Le sens de l'altérité reconnaît l'existence de l'autre, l'interaction se transforme en interrelation. L'acceptation de la différence et l'idée que l'on peut apprendre de l'autre prime. L'adresse du geste est due à la dimension émotive et symbolique du geste. Faire un geste c'est penser à l'autre (Jorro, 2002).

Le savoir-être qui est considéré comme une compétence de l'infirmière nous renvoie aussi à l'écoute et à la communication qui sont fondamentales tout comme la disponibilité, le respect de l'autre. Quand on y regarde de près, le vrai professionnalisme s'apprend, se cultive, s'améliore, alors ne croyons pas toujours que tout est acquis même si on travaille depuis de nombreuses années ou qu'on est manager. Le personnel infirmier est dans une relation de service avec les personnes malades où il doit agir en intégrant la dignité humaine.

2.2 De la dignité humaine

La dignité est un concept complexe. C'est pour cela que pour mieux le saisir, nous allons revoir sa genèse, les différentes acceptions.

2.2.1 Genèse du concept

Selon Hirsch (2005), le 19 juillet 1947 s'ouvrait à Nuremberg, un procès conduit par un tribunal militaire, devant lequel comparaissaient une équipe de vingt-trois médecins allemands, poursuivis pour crimes contre l'humanité. En effet, les quatre juges du tribunal militaire américain estimaient indispensable d'élaborer un code de droit international permettant de qualifier les bonnes pratiques de la recherche menée sur l'homme.

Le premier principe avait trait au consentement éclairé et stipulait que *« la personne participante devait avoir la capacité juridique de donner librement son consentement à participer à l'expérimentation »* (Ibid, p. 20). Le code de Nuremberg, adopté en août 1947, repris par la suite dans la déclaration d'Helsinki, constitue l'acte fondateur de l'éthique médicale moderne. C'est le point de départ d'une réflexion qui ne s'est pas arrêtée en vue de protéger l'Homme aux différents stades de la vie. De nombreux textes au sujet de la protection de la personne humaine ont continué de paraître. La plus importante est la Déclaration Universelle des Droits de l'Homme de 1948.

Dès les premières lignes du préambule de la Déclaration Universelle des Droits de l'Homme (DUH) le 10 décembre 1948, en l'article 1er, la notion de dignité est proclamée de manière remarquable dans ces termes : *« Considérant que la reconnaissance de la dignité inhérente à tous les membres de la famille humaine et leurs droits égaux et inaliénables constituent le fondement de la liberté, de la justice et de la paix dans le monde ».* Découvrir et reconnaître en tout homme la dignité et la valeur constitutive de ce qui fonde son identité, c'est le comprendre dans cette évidente proximité, cette familiarité qui invite à la relation de responsabilité, à la solidarité, à ce projet de justice qui proscrit l'indifférence, le mépris, l'abandon. La notion de la dignité humaine est ainsi au cœur de l'éthique, mais comment a-t-elle évolué ?

La racine du mot est « dignus » en latin, qui signifie qui mérite l'estime et l'honneur, à quoi ou à qui l'on doit un certain respect, ce qui importe grandement. Dans le parler courant, on ne parle de dignité qu'à propos de personnes. Autant dire que la dignité renvoie non pas à une donnée, mais à un dû, c'est-à-dire à quelque chose qui n'est pas négociable, ou encore, en d'autres termes, à ce que les juristes nomment l'« irréductible humain ». Quelle peut être l'incidence de ce principe, conçu semble-t-il comme une abstraction, sur le sentiment très spécifique que j'ai de ma propre valeur ? (Girard, 2008). Ce d'autant plus que la doctrine sociale catholique commence par l'affirmation de la dignité de la personne humaine, fondée dans l'acte de la création de l'homme à l'image de Dieu, enrichie et anoblie à travers l'Incarnation (Gridel, 2004).

2.2.2 Évolution du concept de dignité humaine

À l'époque moderne, Kant cité par Perrine (2006) fonde la dignité sur la valeur absolue de la personne humaine.

L'auteur définit la dignité de manière générale, parce qu'elle est au-dessus de tout prix, de toute comptabilité, et n'admet nul équivalent, nulle valeur relative, mais une valeur absolue. À cet égard, l'agir infirmier est par excellence une occasion où cette notion se laisse penser avec la plus grande acuité, et avec une extrême urgence, eu égard à la fragilité dont fait montre toute personne malade. Si cette notion de dignité se faisait absente dans l'agir soignant, le soin se viderait de son sens.

Une réflexion insuffisante sur le concept de dignité est susceptible de faire des soignants des « barbares », c'est-à-dire ceux qui ne peuvent plus reconnaître en l'autre, dans sa fragilité vécue, leur propre humanité, alors que la fonction soignante est censée promouvoir cette dignité (Boula, 2007).

C'est pour cela que la maxime suivante : *« Agis de sorte à traiter l'humanité, que ce soit dans ta propre personne ou dans celle d'une autre, toujours comme une fin, et jamais seulement comme un moyen ».* Kant cité par Perrine (2006, 20) fait du respect de la dignité humaine une valeur intérieure absolue qui exprime une exigence de non-instrumentalisation de l'être humain.

L'homme, même malade, n'est pas une chose, mais une personne en situation expérientielle. L'expérience de la maladie nous fait prendre conscience qu'une séparation du corps et de l'âme est factice et arbitraire, tant un corps souffrant est aussi une âme (psyché) souffrante (Mastinger, 2006). Aussi toute vision crûment dualiste enlève-t-elle au corps la part de dignité qui lui revient en tant que substrat de la vie proprement humaine au profit d'une seule et quasi-abstraction isolée appelée « âme ».

Le corps est concret en ce sens qu'il participe d'une expansion infinie de caractéristiques, et ne saurait se réduire à un nombre fini d'aspects. Pour peu que nous nous reportions à notre expérience ordinaire et quotidienne de la vie, la maladie s'analyse, en effet, au travers de cinq composantes indivisiblement soudées de l'être humain :

- Le physique (disease, fonctionnements et dysfonctionnements physiologiques, et anatomiques) ;
- Le psychologique (illness, expériences) ;
- Le social (sickness, rôle social) ;
- Le culturel (respect des valeurs culturelles) et le spirituel (âme, bien-être) respectivement, chez les Anglo-saxons (Phaneuf, 2005).

Ainsi la personne malade permet de voir en elle la vulnérabilité de la condition humaine tout entière, elle est le reflet de notre propre vulnérabilité (Worff, 2007), mais ontologiquement la dignité inaliénable.

Parler de dignité humaine, c'est faire la critique radicale des abstractions tenues pour du concret. Dans la vie ordinaire, et a fortiori dans la pratique soignante quotidienne, le corps de la personne malade saisi dans son immédiateté spontanée, peut confiner à l'abstraction, par manque de référence à quelque sens global, voire infini (Cornellier, 2009). Certes le diagnostic, les localisations et les considérations diverses des pathologies du corps constituent les bases de l'approche médicale. Mais la réduction de la personne souffrante à sa pathologie ou à un organe, à l'abstraction à laquelle nous faisons allusion, est susceptible de faire perdre la dignité à la personne soignée, et la réduire ainsi à une forme de sous-humanité indigne (Ibid.).

Cette abstraction constitue précisément l'instance par laquelle se perd le sens de la dignité humaine. La dignité dans les soins ne se laisse pas facilement appréhender ou concevoir, car le soin est cette tentative de dépassement, définissant ainsi le travail à faire pour promouvoir la dignité humaine (Phaneuf, 2010) (Paycheng et Szeman,

1998). Il est établi que l'indivisible « absolu » qu'est la personne humaine, quelle que soit sa nature, ne nous est pas accessible directement. Les mots indivisible, immatériel, incorporel, immortel, infini, illimité constituent un faisceau de notions caractérisant la dignité humaine. À partir de la connaissance empirique du corps, en tant que celui-ci se donne à être vu, senti, touché, écouté, examiné par la science médicale et l'activité soignante, le professionnel infirmier comprend ce qui est scientifiquement et rationnellement en jeu dans sa pratique. Penser l'éthique dans l'agir professionnel signifie faire en permanence une lecture approfondie et critique des soins, afin de rendre compte du nécessaire sens de la dignité humaine (Ibid).

Le verbe français « penser » vient du latin « pensare » signifiant proprement « peser, juger », et laisse ainsi supposer un rapport significatif à la réalité. Le poids appartient en effet aux choses, au corps, et il aide à les jauger : « valoir son pesant d'or », « le poids des mots », dit-on. Ce faisceau d'expressions renvoie à la relation entre la matérialité physique du corps et la pensée. À cet égard la dignité humaine est et sera toujours objet de pensée, car il s'agit de peser les choses, en l'occurrence les corps, au-delà de leur poids véritable et apparent. L'homme pèse lourd, et d'un poids inestimable (Dworkin, 2006).

À vrai dire, l'être humain se définit sans doute le mieux comme un être questionnant et en questionnement, support de l'activité pensante. Le principe du respect de la dignité humaine sert à protéger l'individu contre toute atteinte à ce qui fait de lui un être humain, quelle que soit l'origine de cette atteinte. Il exige que l'homme ne soit pas traité comme un objet ou un moyen, mais qu'il soit reconnu comme sujet, voire acteur. La dignité est une valeur qui doit sous-tendre les actions de tout professionnel de santé. Le bénéficiaire de soins ne saurait être réduit au rang de moyen par le prestataire de soins.

La personne soignée émet un appel muet ou explicite, témoignage d'une exigence qui nécessite la reconnaissance de sa valeur inestimable, quelle que soit l'image qu'elle se fait d'elle-même ou qu'elle renvoie à autrui (Hensey, 2009. Force est de reconnaître que l'expression dignité humaine est propre à l'Homme, malgré l'usage inflationniste dont elle fait parfois l'objet. De même, sa signification très large engendre quelquefois la confusion, qu'elle soit utilisée de manière abusive comme un argument facile et rapide pour critiquer certaines pratiques (Dworkin, 2006).

En dépit de la difficulté qu'on éprouve à cerner ce concept de manière précise, la dignité humaine fixe des repères à la pratique soignante, et au bout du compte, parvient à lui donner son sens ultime (Ibid.).

En effet, si l'idée de dignité humaine possède un contenu si riche qu'il permet d'englober des notions aussi disparates que l'exigence du consentement des patients aux traitements, l'interdiction des pratiques discriminatoires et abusives à leur égard, ou le principe de non patrimonialité du corps humain, nous devrions voir dans cela, non pas une raison pour l'abandonner, mais au contraire, une raison pour la tenir en haute estime et pour affronter le défi de préciser davantage ses contours.

Les soins infirmiers n'ont pas en fin de compte d'autre but que d'être au service des personnes, c'est-à-dire de contribuer à leur bien-être. Autrement dit, ce n'est pas l'Homme qui est fait pour servir les soins infirmiers ; ce sont les soins infirmiers qui sont faits pour servir l'Homme. C'est précisément cette idée fondamentale qui doit animer l'agir professionnel, du moment que cette dignité de la personne est intouchable, puisque surdéterminée (Gridel, 2004).

2.2.3 L'éthique dans les soins infirmiers

L'éthique dans les soins infirmiers est un domaine qui a suscité de multiples publications, de nombreux auteurs et associations se sont penchés sur les questions éthiques dans les soins. Car le contexte social dans lequel le personnel infirmier travaille et le milieu de travail influencent significativement la pratique éthique des soins (CII, 2010). La dignité est cette exigence qui tient à ce que « quelque chose est dû à l'être humain du seul fait qu'il est humain » (Ricœur, 1990 : 40). Elle n'est ni un idéal, ni un objectif à atteindre, ni une réalité observable, ni une représentation, c'est de l'ordre des principes.

Le besoin de l'éthique se fait sentir, quelle que soit la profession parce que tout bouge, tout change, les enjeux de santé deviennent de plus en plus nombreux et complexes et les repères habituels se perdent. Dans cet environnement en perpétuelle évolution dynamique, Blondeau (1999) interpelle le professionnel infirmier, car il est au carrefour des bouleversements et chaque geste interpelle sa conscience. Les dilemmes éthiques auxquels il fait face dans le champ de la pratique, en l'occurrence la relation soignant-soigné en général, le malaise de la profession infirmière prise en tension entre l'idéal éthique du soin infirmier, les exigences des personnes malades et les impératifs de rentabilité de l'hôpital-entreprise (Boula, 2009, l'obligent à porter un regard critique sur sa pratique quotidienne.

Le domaine de l'éthique est celui du choix préférentiel de l'action destinée à répondre à la question de l'autre. Marmilloud (2000) pense que l'éthique orientée vers l'action pourra aider le professionnel infirmier à cerner les questions en cause et à clarifier les valeurs sous-jacentes à différents choix possibles parfois difficiles à faire pour le bénéficiaire, l'intervenant ou le décideur. Dans cette optique, le seul angle de la discipline ne suffit plus pour aborder les problématiques de soins et l'éthique devient une nécessité.

La condition préalable pour des soins de qualité est une éthique de la responsabilité. Elle consiste à concentrer son intérêt sur les conséquences possibles et néfastes de l'acte de soins. L'éthique et la responsabilité professionnelles font partie des normes de la profession infirmière et sont deux entités inséparables qui commandent le souci du devenir de l'autre (Boula, 2009). Être responsable de ses actes, signifie adopter une démarche intelligente dans sa pratique, une professionnalisation dans la pratique des soins (Boula, 2003). La professionnalisation s'inscrit dans un processus d'opérationnalisation des savoirs. C'est aussi éviter de faire violence à l'autre, déjà vulnérabilisé par sa maladie. La dignité étant un principe de l'éthique, cette dernière n'est pas la loi morale qui motive l'agir moral, mais la capacité d'être affecté par la condition qui est faite à l'autre. L'hôpital qui est le reflet de la société avait une mission simple, celle de réparer les actifs pour qu'ils puissent continuer à produire, à consommer. La récession économique, la persistance du chômage ont modifié cette mission (Phaneuf, 2010). Il s'agit de gérer plus ou moins bien les conséquences sanitaires et sociales de la marche en avant de l'économie. Ainsi on parle actuellement de l'hôpital en crise tant aux plans économique, organisationnel, mais également moral et éthique. L'organisation des structures de santé se trouvant influencée, accorde la préséance aux tâches systématiques qui s'inscrivent dans des créneaux horaires précis hors desquels il n'est pas bon d'en sortir. L'importance accordée à la tâche dévalorise la pratique (Hesbeen, 2007).

Les principes éthiques tels que l'autonomie, la bienfaisance, la justice, la non-malfaisance, la liberté et la dignité ont fait l'objet de plusieurs analyses. L'Ordre des Infirmières et Infirmiers du Québec (OIIQ) en 2008 soutient la thèse selon laquelle la richesse de ces principes se révèle dans l'agir du professionnel infirmier. Pris isolément, il est difficile d'appréhender leur implication dans la pratique. À partir du moment où la profession infirmière met en avant le bien-être de l'Homme (Leininger, 2002 ; Watson, 1990 ; Lewis, 2003), elle ne peut évoluer vers la qualité que si l'agir de ses représentants intègre le respect de la dignité. La dignité humaine est non négociable, c'est une catégorie abstraite qui vaut pour tout être humain (Girard, 2008).

2.2.4 Dimensions de la dignité humaine

En réalité, la notion de dignité qui fait référence à une qualité inséparablement liée à l'être même de l'Homme est une notion statique indépendamment des qualités morales de l'individu en question. La dignité éthique par contre est une notion dynamique, car elle ne s'applique pas à l'être de la personne, mais à son agir, et permet d'affirmer, par exemple, qu'un homme honnête a plus de dignité qu'un cambrioleur. Cependant les deux acceptions du concept de dignité nous intéressent ici. Certes, si l'on veut aller plus loin et s'interroger sur le fondement ultime de la valeur inhérente à l'être humain, la question devient plus complexe, car il est alors peut-être impossible d'éviter une explication métaphysique ou théologique. Pour l'autrice, l'éthique est l'art fondamental de diriger sa conduite.

Phaneuf (2010) présente la dignité de la personne comme une obligation morale de considérer la personne comme sujet et non comme objet de recherche ou des soins, et de la respecter en raison de son appartenance à la famille humaine. Le respect de la dignité est un concept qui va plus loin. Il nous conduit à réfléchir sur l'ensemble de notre façon de faire au cours des soins : la manière de s'adresser à la personne malade, les attitudes que nous adoptons, la relation de confiance, la subordination de ses intérêts à ceux du malade. Pour elle, le respect de la dignité intègre l'unicité de la personne, le droit à l'altérité, le respect de l'intégrité, le respect de l'inviolabilité et le respect de l'intimité.

- **Respect de l'unicité**

L'unicité est l'ensemble des caractères qui distinguent un individu d'un autre. Les caractères principaux sont : le nom, le prénom, la date de naissance, la nationalité, le sexe, le domicile (Lévi-Straus, 1977). Selon Phaneuf (2010), « ma » dignité renvoie à la conviction que j'ai le droit d'exister avec mes particularités, dans ma singularité. Comment cette singularité de l'être humain s'explique-t-elle et à quoi tient-elle ? Nous ne sommes pas les pièces interchangeables d'une espèce animale supérieure aux autres. Les Hommes ont une valeur, une dignité parce qu'ils n'ont pas de prix, autrement dit parce qu'ils ne sont pas équivalents. Un être humain ne doit jamais perdre cette assise absolue de tous les droits de l'Homme qui est à la fois sa singularité d'être unique et son égale appartenance à l'ensemble de la communauté humaine (Ibid).

La singularité se comprend aussi comme le sentiment d'être unique, de pouvoir choisir en toute liberté le sens que l'on veut donner à son existence. C'est la conviction partagée d'appartenir au même titre que tout autre à l'immense famille de tous les êtres humains. Je suis seul à savoir ce qu'il en est de ma dignité, mais ce sont des institutions qui m'en apportent la protection et la garantie (Ibid.). Le respect de l'unicité de la personne invite à tenir compte de son vécu, avec ses expériences, sa souffrance. C'est lui manifester de l'empathie et l'aider en fonction de son rythme et de ses capacités. L'unicité de la personne invite au respect de tout ce qui forme l'identité de la personne (le nom par exemple). Nous sommes différents avec des valeurs, des habitudes. Seulement, le personnel infirmier doit comprendre qu'*« il faut éviter que l'unité disparaisse quand les diversités apparaissent, que les diversités disparaissent quand l'unité apparaît »*. Edgar

(2001, 59). Dans cette optique, tout individu a quelque chose d'unique du point de vue biologique, culturel, psychologique et anthropologique (Lévi-Strauss, 1977). Le caractère qui singularise la personnalité et distingue une personne d'une autre nous amène à examiner l'altérité.

- **Respect du droit à l'altérité**

L'altérité est la reconnaissance de l'autre dans sa différence, caractère de ce qui est autre (Benoit, 1980). L'autre n'est pas moi. Il est un autre que moi. Il est certain que des abîmes nous séparent. Mais pour qu'il y ait une communication entre l'autre et moi, il doit y avoir quelque chose de commun qui garantisse cette communication. Il faut donc qu'il y ait un « même » et que ce « même » prédomine sur l'autre. Au-delà de toute différence, il y a en face de moi un être humain, en chair et en os, de la même nature que moi et appartenant à la même condition. La nature promeut la différence, mais elle ne promeut pas le différent à l'intérieur de l'identique (Lévi-Strauss, 1977). C'est aussi pour cela que « nous devons concevoir une unité qui assure et favorise la diversité, une diversité qui s'inscrit dans une unité » (Edgar, 2001 : 60). Il y a donc inclusion réciproque entre identité et altérité.

Le droit à l'altérité nous invite à respecter la manière de penser et d'être au monde de l'autre, en fonction de la réalité qui lui est propre et essentiellement différente de celle des autres par les valeurs, la race, la religion, les opinions, les aspirations, les habitudes (Ricœur, 1990). Respecter l'altérité nous amène ainsi à nous adapter, à chercher à connaître la personne pour la comprendre, nous renseigner sur les croyances et des interdits et d'en tenir compte dans toute la mesure du possible, d'accepter et de respecter l'autre même si ses valeurs sont différentes des nôtres.

Respecter l'altérité selon l'auteur c'est se placer dans la dynamique de la sollicitude, car c'est une trajectoire de l'éthique définie comme spontanéité bienveillante, soucieuse de l'altérité des personnes, intimement liée à l'estime de soi au sein de la visée de la vie bonne (Ibid.). La sollicitude ne se réduit pas seulement au geste, à l'attention portée à autrui, au respect ; sinon comment la distinguer de la bienveillance ? Mais c'est aussi ce lieu mouvant et intime de la confluence de nos croyances, de nos valeurs (Ibid.).

Besanceney (1996) reprend le terme de sollicitude pour dire qu'elle ne peut s'apprendre, mais s'acquiert. C'est cette réciprocité bâtie dans une relation de confiance censée guider quotidiennement notre agir, notre pensée, notre parole dans la visée éthique de la vie bonne avec et pour autrui (Ibid.). En matière de soins infirmiers, il n'est pas absurde de penser que cette sollicitude s'inscrive dans une pratique faite de présence, d'écoute active, de respect inconditionnel de l'autre, d'empathie, de sympathie, de responsabilité (Ibid.).

Phaneuf (2010) pense que la sollicitude comme pratique quotidienne se décline tout d'abord dans les actes concrets de l'équipe soignante. Elle répond à une logique clinique, à savoir qu'on ne peut traiter avec efficacité la douleur physique et morale qu'en étant réceptif aux plaintes des personnes malades. Écouter systématiquement et croire toujours le malade, premières conditions d'une démarche vers la sollicitude. Ces deux » auteurs conseillent de toujours croire à la personne malade. Le traitement de la douleur est la principale attente des services de chirurgie.

- **Respect de l'intégrité**

L'intégrité est l'état d'une chose qui n'a pas été altérée selon le dictionnaire de la langue française. Pour ce qui est du respect de l'intégrité de la personne, nous avons là l'obligation de protéger la vie et la personne dans la totalité de ses dimensions humaines (physique, psychologique, sociale, spirituelle). Le respect de l'intégrité suppose la responsabilité de fournir aux personnes malades les soins sécuritaires, compétents et conformes à l'éthique. Une approche fondée sur la collaboration et visant à diminuer les erreurs et à améliorer le système de soins doit inclure le personnel infirmier ainsi que les autres professionnels de la santé. Nous ne pouvons mettre de côté les employeurs et gouvernements. Une telle démarche doit aussi faire participer le public. Comment ?

La sécurité des personnes malades est impossible si le système n'est pas responsable et compétent. Elle est concrètement en rapport avec la sécurité du corps (asepsie, prendre les moyens pour assurer la continuité des soins, ne pas faire preuve de négligence dans les soins, la vigilance doit être continue), la sécurité psychologique (avertir à temps en cas de complication, déclarer toute erreur, accident ou omission, la non-violence verbale).

- **Respect de l'inviolabilité**

L'inviolabilité est une obligation par laquelle on ne peut rien imposer contre la volonté du patient ni avoir accès à son corps sans son consentement explicite et éclairé. Respecter l'inviolabilité revient à ne rien imposer à la personne contre sa volonté, demander une autorisation. Ce qui fait parler ici du consentement éclairé avant tout acte auprès d'un malade. Le personnel infirmier obtient parfois des informations qui, si elles étaient divulguées, compromettraient la sécurité du client ou d'autres personnes. En de tels cas, il convient de consulter les autres membres de l'équipe soignante et si nécessaire, de transmettre l'information à la personne ou son mandataire ou à l'établissement concerné. Car certaines lois obligent l'infirmière à divulguer certains renseignements confidentiels. Le droit à l'inviolabilité exige une écoute active de la personne malade pour s'enquérir de ses besoins, ses préoccupations, de ses représentations sociales, éléments importants à prendre en compte dans l'agir infirmier : *« Il faut concevoir l'inviolabilité de la personne humaine comme une liberté immatérielle, qui a son siège moins dans le corps que dans la personnalité »* (Millon-Delsol, 2007 : 7).

L'être humain doit être respecté et traité comme une personne dès sa conception. Dès ce moment, on doit lui reconnaître les droits de la personne, parmi lesquels le droit à l'inviolabilité (Ibid.). Theis (2003) ajoute que l'humanité en notre personne est inviolable ; il y a quelque chose de sacré qui nous est confié.

- **Respect de l'intimité**

L'intimité englobe le corps d'une personne, ses conversations, ses fonctions corporelles et ses objets personnels. Respecter l'intimité d'une personne signifie avoir un accès limité à tout cela. Comme chaque individu a ses propres valeurs et croyances en matière d'intimité, il importe que chaque personne malade précise ce que cela signifie pour elle. Le professionnel de santé doit éviter de s'immiscer inutilement dans leur vie privée.

Le personnel infirmier doit dispenser des soins dans le respect de l'intimité des clients et de la confidentialité des informations. Par confidentialité l'on entend le fait de garder secret tout renseignement personnel reçu. Toute information concernant la santé physique, psychologique et sociale des clients est confidentielle, de même que tout renseignement obtenu par l'infirmière dans l'exercice de ses fonctions. C'est à la personne malade de décider si elle souhaite partager certaines informations avec d'autres personnes. Or, comme les soins sont assurés par une équipe, le personnel infirmier doit expliquer aux personnes malades qu'il doit partager certains renseignements pertinents avec ses collègues. Ces personnes sont, elles aussi, tenues au secret professionnel.

Le respect de l'intimité de la personne rime en plus avec un certain nombre d'éléments d'après Phaneuf (2010) :

- Ne pas découvrir indûment son corps et le protéger des regards indiscrets. Respecter la vie privée, son espace personnel, ses sentiments profonds. Ne pas poser de questions non nécessaires dans l'unique but de satisfaire notre curiosité ; toucher le corps de la personne pour les soins. Lorsque nous pénétrons l'espace intime, le respect est essentiel.

- Les soins intimes exigent délicatesse et respect.

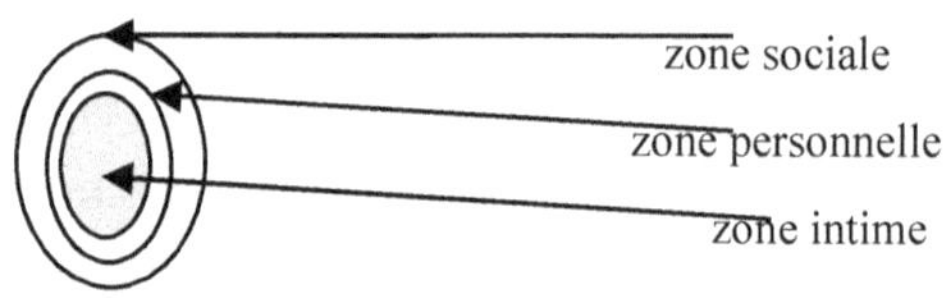

Dimension de l'intimité de l'être humain.
Source : proposée par l'auteur.

En bref, la personne humaine « contient en elle toute l'humanité, sans cesser d'être l'unité élémentaire de l'humanité » (Edgar, 2001 : 63). Les concepts de l'agir infirmier et de la dignité humaine sont complexes, en ce sens qu'« il y a une unité humaine. Il y a une diversité humaine. Il y a l'unité dans la diversité humaine, il y a la diversité dans l'unité ». (Ibid. : 59).

Au regard de cette complexité des concepts, nous avons pu scinder le concept de l'agir infirmier en deux dimensions à savoir la personnalité et la compétence du sujet ; et le concept de dignité en quatre dimensions, à savoir l'unicité, l'altérité, l'intégrité, l'inviolabilité et l'intimité. Pour saisir davantage ces concepts et mieux les expliquer dans leurs dimensions, il est important de consulter les théories y afférentes.

2.3 Théories explicatives

Deux théories permettent de mieux cerner l'agir infirmier, théorie de l'agir professionnel de Vial et Schön et la théorie du caring de Watson qui sous-tend le concept de dignité humaine.

2.3.1 Théorie de l'agir professionnel de Schön

Schön (1996) a développé une théorie de l'agir professionnel basée sur des savoirs pratiques tacites mobilisés. Il traite alors d'une prise en compte du contexte de la pratique intégrant une réflexion qui préside à l'agir, un éventail d'actions possibles, ainsi que des pratiques routinières et la compétence du sujet.

Selon Schön, le contexte de la pratique professionnelle est caractérisé par l'ambiguïté, la contradiction, l'indétermination, et non par une définition claire et stable d'un problème posé ex nihilo. Sous cet angle l'auteur soutient que l'existence de savoirs pratiques construits dans l'action professionnelle se confronte à la complexité des situations dans un contexte donné. L'activité du professionnel serait alors fondée sur l'usage d'un « répertoire d'actions » (Schön, 1996 : 175). Ce dernier sera exploité et construit par le biais des différentes « conversations réflexives » (Ibid. : 175) qu'engagerait l'acteur avec les situations problématiques qu'il rencontre.

La réflexion qui préside à l'agir est un processus qui consiste en une « conversation réflexive » que le professionnel engage avec lui-même, soit une dialectique entre les savoirs pratiques acquis et l'intervention en cours, soit la réflexion menée en cours d'action et sur l'action.

Ce qui permet de mettre en rapport les schémas construits dans l'expérience et le répertoire d'actions.

Cette délibération du praticien dans l'action et cette dialectique entre expérience et action, lui permettraient donc de comprendre, de projeter et de décider comment adapter les actions connues ou comment en créer de nouvelles pour prendre en compte les spécificités d'une situation (Ibid.). Ainsi l'exploitation du répertoire permettrait de caractériser la situation rencontrée en évaluant en quoi elle est semblable aux situations déjà familières, et en quoi elle s'en différencie, et ce, dans le but d'adapter la réponse à apporter. Les cas connus, familiers, agiraient comme des modèles auxquels seraient comparés chacun des cas présents afin d'en apprécier la spécificité. Dans cette optique, le répertoire tiendra lieu de collection personnelle, de grilles de lecture disponibles pour mieux interpréter les situations rencontrées et donc d'agir.

* **Pratiques routinières**

Au regard de ce qui précède, chaque « conversation réflexive » contribue à enrichir le « répertoire d'actions ». Ainsi chacune des situations non familières abordées deviendrait à leur tour familière, puisqu'elle finirait par faire partie intégrante des routines d'action du répertoire qui sont disponibles au praticien. Cela renvoie à l'idée que les expériences réussies fixeraient des schémas d'actions pertinents, tandis que les expériences vécues comme des revers ou celles qui surprennent questionneraient les pratiques routinières, suscitant des modifications, voire leur abandon.

Schön (1994) estime que le professionnel qui est ici le personnel infirmier détient des savoirs pratiques qui se manifestent dans son agir. Plusieurs dimensions se dégagent ainsi dans l'agir professionnel. De fait, il relèverait d'une capacité à prendre en compte les caractéristiques liées à des contextes singuliers et donc d'une capacité à s'adapter à des situations indéterminées. En plus, cet agir se déploierait dans la création de réponses adaptées *in situ* grâce à une réflexion posée dans le cours de l'action. Il s'appuierait par ailleurs sur un « répertoire d'actions » diversifié qui se développerait et se transformerait dans l'expérience, lequel orienterait la façon de définir les problèmes et d'intervenir pour les résoudre. Enfin, cet agir se dévoilerait au travers des routines qui s'appliquent à la « reconnaissance » des situations, comme au travers de la capacité à créer des solutions innovantes pour faire face aux imprévus des contextes rencontrés. Décrit en ces termes, l'agir du professionnel risque d'omettre des caractéristiques que les seuls critères théoriques de la rationalité ne permettraient pas d'engendrer, à savoir l'action dans des contextes indéterminés et de la reproduire. C'est pourquoi il aborde le concept compétence.

* **Compétence**

La reconnaissance de la compétence du professionnel amène à s'intéresser au sens qu'il donne à ses actions, par conséquent à favoriser l'expression de ce regard porté de l'« intérieur » pour questionner les pratiques professionnelles et mettre en commun une certaine conception des acteurs centrée sur la reconnaissance de leurs compétences.

Le professionnel, *« même s'il utilise consciemment des théories et des techniques, s'appuie sur des connaissances, des jugements et des compétences qui sont tacites »* (Schön, 1996 : 76). En posant ce postulat, il souligne que le professionnel ne serait pas en mesure de mettre en mots ses savoirs pratiques, dès lors que ceux-ci auraient trait à des actions routinières, des schémas d'actions couramment mis en œuvre. Ainsi, l'auteur nous amène à concevoir que le professionnel évolue entre une « compétence consciente » (Ibid. : 80) lorsqu'il est attentif à ses propres schémas d'action, et une « compétence inconsciente » (Ibid. : 80) lorsqu'il est guidé par une routine dans l'action. Il met l'accent sur la difficulté que pourrait rencontrer alors le professionnel pour mettre en mots son expérience, lorsque celle-ci renvoie à des automatismes auxquels il n'est plus attentif.

C'est sous cet angle que l'auteur privilégie la formation qui permettra d'évoquer des séquences professionnelles, mettant ainsi en relief un « savoir-agir » (Ibid. 89) mis en œuvre en situation.

Nous voulons relever que la théorie de l'agir professionnel telle que développée par Schön (1994) permet de faire une analyse de l'agir professionnel sous l'angle de la compétence du sujet. Seulement, elle rencontre des limites que Vial (2005) va tenter de relever.

2.3.2 Théorie de l'agir professionnel de Vial

Vial (2005) va développer cet aspect lors d'une conférence en 2005 dont le thème était **« Pour l'agir professionnel : quel modèle du sujet ? ».** Pour l'auteur, la structure téléologique de l'agir qui est à valoriser propose trois pistes : les modèles du sujet, les modes de pensée du sujet et les registres de pensée.

* Modèles de sujet

L'auteur pense que pour mieux comprendre le sujet, il faut le présenter sous plusieurs angles pour une meilleure compréhension.

- Le sujet comme contenant une intériorité, ayant une « vie intérieure » (Ibid. 40), un lieu clos rempli de rouages, de mécanismes, d'instances : un sujet psychologique.

- Le sujet synonyme de l'individu qui est un tout isolé, un électron libre, libre de ses choix, de ses valeurs, de gérer sa vie ou d'exploiter son capital de ressources.

- Le sujet comme un tout cohérent, délimité, rationnel, décidant en connaissance de cause, entouré du social. Le social n'étant qu'un contexte externe qui permet de comprendre *« les conduites individuelles qui n'offrent qu'une cohérence partielle et sont, le plus souvent, affectées d'une incohérence profonde »* (Enriquez, 2003, 120).

- Le sujet comme un caractère stable, c'est l'idée d'une « construction identitaire » et la construction serait à entendre comme on bâtit un mur de briques, un édifice. Un sujet serait affecté d'un ensemble de traits fixes (ce sont les typologies de caractères).

- Le sujet est un parmi d'autres, une dynamique évolutive parce qu'il est constitué de conflits. C'est pour cela qu'*« il importe de se représenter l'individu, le sujet, impliqué dans sa parole et son expérience, au travers d'une dynamique, en dépit, ou du fait même de ses entraves, ses conflits, ses illusions, ses contraintes, ses méconnaissances et ses divisions. »* Giust-Desprairies cité par Vial (2005 : 182).

- Le sujet comme *« le lieu d'un mouvement dialectique et d'une tension caractéristique entre des nécessités d'unification et des potentialités de rupture, tout système social s'érige sur un ensemble de contradictions [...] le conflit est l'essence même du social »* (Matsinger, 2006 : 84).

Ces visions ordinaires du sujet peuvent vraisemblablement amener à penser avec Vial (2005) que *« chaque individu est un écart par rapport à tous les autres dans la mesure où sa psyché se structure progressivement par étayage sur des fonctions corporelles et sur des groupes toujours différents. Tout individu (sujet) peut, au moment où on s'y attend le moins, manifester cet écart et inventer une conduite nouvelle.* » (Ibid. : 120). Dans cette perspective, l'auteur pense que la personne est un « trop flou », tout ce qu'on en sait c'est qu'on doit « la respecter dans son intégrité » (Ibid.).

* **Modes de pensée**

Vial (2005) pense que l'on peut organiser le sujet en modes de pensée, qui sont un répertoire de figures du sujet.

- Le sujet est objet d'un fatum du destin. Ce qui met en exergue le déterminisme qui pose que les éléments sont des substances, des essences liées par les causalités ;

- Le sujet est un homme rationnel avec le fonctionnalisme qui situe l'essentiel de la vie dans la rationalisation des pratiques. Le schéma moyens-fins, au nom de l'efficacité, permet une prise de décision rationnelle et la résolution de problèmes ;

- Dans le structuralisme, la mise à jour d'invariants, voire d'universaux des éléments est prise en compte chez le sujet, dans des enclenchements stables accomplissant des transformations. L'on voit là « la mort du sujet » broyé par les structures qui le modèlent, qui le formatent ;

- Le sujet dans la cybernétique est un agent exécutant les ordres d'un chef déguisé en programme (intouchable) et un faiseur de produits calibrés, conformes à ce programme qu'il faut surveiller ;

- Le sujet de la systémique est un acteur qui interprète le texte des autres. Pour lui, le monde est un théâtre où l'improvisation est au service de la gestion des zones de pouvoir à prendre. Pour s'inscrire dans la systémique composée de systèmes complexes, le sujet doit se présenter comme le nœud d'un réseau. Pour sortir de la systémique au profit du complexe, le sujet doit avoir, par l'activation du modèle dialectique et/ou du modèle herméneutique, comme projet l'articulation des modèles précédents. Pour une praxis, le sujet doit être pluriel dans l'articulation des contraires, et un lecteur déchiffrant le monde comme un texte, malgré ses registres de pensée.

* **Registres de pensée**

L'auteur les classe en cinq catégories :

- La pensée humaniste où le professionnel accepte qu'il ne pense qu'à partir de la pensée des autres. Il assume ses liens de dépendance aux autres humains, par le développement de plus d'autonomie, de plus de responsabilité, de plus d'esprit critique qui permettent l'émancipation, quête inachevée ;

- La pensée par objectifs a propagé une figure guerrière du professionnel à la conquête de son identité. Elle met le professionnel dans une logique rationnelle et rationalisante qui privilégie la planification, la conservation du cap, la conformité aux règles. ;

- La pensée stratégique impose la figure du manager au professionnel. Il apparaît comme ce guide, ce pilote inventeur de tableaux de bords, de référentiels, le meneur d'hommes. Mais aussi du sujet calculateur, manipulateur. ;

- La pensée magique se manifeste dans l'usage systématique des métaphores et du « comme si ». Elle propose un sujet conscient de sa fragilité qui évolue dans un monde habité de forces qui peuvent devenir néfastes et qu'il faut apprivoiser par des rituels. Elle porte au désir de la tradition, du clan, de la tribu, de la sécurité, pour se préserver et veiller à son bien-être. La multiplication des protocoles de sécurité et des guides de bonnes pratiques ou plus individuellement, le choix d'un totem permettent une forme de réassurance, et étayent le moi, le confortent.

Le sujet essaie de se relier « de l'intérieur » aux fondements de sa culture en développant le sens du sacré.

- La pensée par projets fait du sujet un projet en acte, qui donne priorité à l'agir, à la réalisation. C'est donc « une temporalité jamais achevée. Le sujet est en perpétuelle reconstruction, l'action le fait plus qu'évoluer, se réorganiser. La dynamique est toujours privilégiée sur l'état » (Le Moigne, 1994 : 55). C'est une pensée qui consiste à privilégier l'agir sur le jugement (Ibid.).

Cette théorie nous a aidée à comprendre que l'agir professionnel au-delà du contexte et la compétence, met en jeu plusieurs paramètres qui modulent l'agir d'un professionnel.

2.3.3 Théorie du caring de Jean Watson

Plusieurs théories ont été développées pour donner un sens aux soins infirmiers humanistes. Celle de Watson (1998) a le caring ou le prendre soin comme concept central.

Une version holistique des soins traduit une transition paradigmatique qui s'est opérée entre les paradigmes de la catégorisation (les phénomènes divisibles), le paradigme de l'intégration vers celui de la transformation (l'indivisibilité de phénomènes complexes, uniques et globaux) (Kerouac, 2003). Ces courants de pensée ont influencé la pratique infirmière en ce sens que *« la posture d'un professionnel de la santé dans le système de soins peut dans une certaine mesure, révéler son inscription paradigmatique »* (Nkoum, 2010 : 136).

2.3.3.1 Définition du « Caring »

Inscrit dans le paradigme de la transformation, Watson (1998) considère la profession infirmière comme une science et un art qui reposent sur un système de valeurs humanistes, altruistes et sur des connaissances scientifiques. Dans sa conception, l'autrice considère l'amour inconditionnel et le soin comme essentiels à la survie et à la croissance de l'humanité. Elle nous invite à considérer les soins infirmiers comme la science du « caring », c'est-à-dire un ensemble de « facteurs curatifs » qui fondent une démarche soignante favorisant le développement ou le maintien de la santé ou une mort paisible.

Les dix « facteurs curatifs » sont composés par :

- Le développement d'un système de valeurs humanistes-altruistes. Celui-ci débute à un âge précoce, par les valeurs partagées avec les parents, ses propres expériences de vie ;

- Le soutien au système de croyances ;

- La culture d'une sensibilité à soi et aux autres. Le développement d'une relation d'aide et de confiance en celle-ci se traduit par la communication verbale et non verbale, l'écoute, la congruence, l'empathie et la chaleur qui établissent le « prendre soin » ;

- La promotion et l'acceptation de l'expression de sentiments positifs et négatifs (accepter les pensées et les comportements de l'autre, pour une relation bienveillante empreinte de sensibilité) ;

- L'utilisation systématique de la méthode scientifique de résolution des problèmes dans le processus de prise de décision ;

- La promotion d'un enseignement-apprentissage interpersonnel ;

- La création d'un environnement mental, physique, socioculturel et spirituel de soutien, de protection et/ou de correction ;

- L'assistance dans la satisfaction des besoins humains ;

- La prise en compte de facteurs existentiels-phénoménologiques. Il s'agit de comprendre les gens, la façon dont les choses apparaissent à eux et leur cadre de référence. Faire l'analyse phénoménologique et favoriser la médiation de l'incongruité, de l'écoute globale de la personne. Aider la personne à trouver la force ou le courage d'affronter la vie ou la mort.

Ces « facteurs curatifs » sont étayés à la fois par une philosophie humaniste qui est la clé de voûte de l'approche soignante et par un corpus de connaissances scientifiques qui ne cessent de croître. Elles servent de guide structurant pour comprendre le processus thérapeutique interpersonnel qui s'instaure entre l'infirmière et la personne soignée. Bonnet dans la préface de l'ouvrage de Watson (1998) déclare que le moment du « caring » doit être considéré comme un moment existentiel, un champ énergétique, un virage important. C'est un appel à la profondeur de la conscience intentionnelle de la personne. C'est un choix authentique dans la vie de la personne qui implique une présence et une recherche continue du sens.

Dans sa conception, la pratique infirmière doit prendre racine dans un système des valeurs humanistes solides qu'il appartient au professionnel infirmier de cultiver. Ce système de valeurs doit intégrer des connaissances scientifiques pour guider les activités du professionnel infirmier. Ces facteurs sont ceux que tout personnel infirmier devrait intégrer pour prodiguer des soins dignes. Sous cet angle, le respect de la dignité humaine dans les soins est impératif. Dans ce sens, l'auteur déclare que *« pour pouvoir soigner quelqu'un, je dois me connaître. Pour pouvoir soigner quelqu'un, je dois pouvoir connaître l'autre. Pour pouvoir soigner quelqu'un, je dois jeter un pont entre nous »* (Watson, 1998 : 40).

Le « caring » présente un potentiel énorme pour l'humanisation des soins. La démarche soignante qui est proposée est un idéal moral faisant appel à un engagement personnel dont l'objectif est le respect de la dignité humaine et la préservation de l'humanité. Le « caring » est un regard, un toucher, une voix qui invitent l'infirmier à entrer en relation avec l'autre, en dehors des soins techniques. C'est un appel à entrer dans le champ phénoménal de l'autre et même dans l'humanité elle-même. C'est à travers le toucher que nous rentrons dans la vie de l'autre, dans une relation transpersonnelle avec l'autre, afin de l'aider à atteindre un plus haut niveau d'harmonie entre le corps et l'esprit.

En somme, le « caring » nous éclaire sur la pratique des soins infirmiers intégrant le respect de la dignité humaine. Il propose une approche existentielle phénoménale et spirituelle des soins infirmiers (Watson (1998). Cette dernière considère la personne humaine comme une entité dont le corps se situe dans l'espace, mais dont l'esprit et l'âme transcendent l'ici et le maintenant. Dans ce sens, l'autrice déclare que *« pour pouvoir soigner quelqu'un, je dois me connaître. Pour pouvoir soigner quelqu'un, je dois pouvoir connaître l'autre. Pour pouvoir soigner quelqu'un, je dois jeter un pont entre nous »* (Watson, 1998 : 40).

L'autrice précise également que le « caring » permet à chacun et à chacune de découvrir la signification de son existence et de ses expériences vécues, d'augmenter le contrôle de soi dans la façon de faire face au stress et de parvenir au développement de son potentiel.

Le « caring » est considéré comme un moment existentiel, un champ énergétique, un virage important. C'est un appel à la profondeur de la conscience intentionnelle du professionnel. C'est un choix authentique dans la vie du professionnel qui implique une présence et une recherche continue de sens. La théorie du caring de Watson (1998) prend racine dans un système des valeurs humanistes solides qu'il appartient au personnel infirmier de cultiver. Il s'agit d'un idéal moral faisant appel à un engagement personnel dont l'objectif est le respect de la dignité humaine et la préservation de l'humanité.

2.3.3.2 Limites de la théorie du « caring »

Le care et la cure qui découlent de modèles de santé différents mais complémentaires, alimentent de ce fait la pensée disjonctive. Les auteurs qui abondent dans ce sens attribuent aux uns les préoccupations relatives aux malades et aux autres celles relatives à la maladie.

Selon Aucoin-Gallan (1990) le « caring » est une approche plus particulièrement, voire exclusivement infirmière. Cette vision sépare les éléments d'un ensemble complexe, les isole pour mieux les étudier. Une telle pensée est réductrice du réel, faisant courir le risque d'approches fragmentées, parcellaires, incomplètes. C'est ce dont témoignent les extraits cités lorsqu'ils séparent la pratique médicale de la pratique infirmière, rendant ainsi difficile, voire impossible l'intention existentielle soutenue tout au long du texte. Cette intention, en effet, nécessite pour sa mise en œuvre, une approche soignante certes, mais qui ne peut se réaliser pleinement et effectivement que dans un contexte pluri-professionnel et par l'intermédiaire d'une démarche soignante interdisciplinaire.

Hesbeen (2007) se pose la question de savoir si le « caring » est le « prendre soin » ? Pour lui le « caring » et le « prendre soin » semblent effectivement très proches et s'inscrivent dans une tonalité soignante par essence humaniste. Ces deux approches ne peuvent néanmoins être confondues même si elles présentent un certain nombre de similitudes. La question des rapports entre ces deux regards sur la pratique soignante semble dès lors se poser. Qu'est-ce que « prendre soin » pour cet auteur ?

Prendre soin c'est porter une attention particulière à une personne qui vit une situation qui lui est particulière, et ce dans la perspective de lui venir en aide, de contribuer à son bien-être, à sa santé. Il s'inscrit également dans un acte de vie avant même d'apparaître comme le pourtour qui caractériserait telle ou telle profession, pour expliciter cette définition, et lui donner un prolongement pratique. Hesbeen (2007) explore la perspective soignante, la démarche soignante et la capacité d'interférence.

* **Perspective soignante**

Le terme « Soignant » est utilisé ici au sens large. Il regroupe l'ensemble des intervenants de l'équipe pluridisciplinaire, qui ont tous pour mission fondamentale de prendre soin des personnes, et ce quelle que soit la spécificité de leur métier. « Soignant » dépasse largement le statut de professionnel pour désigner une intention. Il ne suffit pas d'être infirmier, médecin... pour être soignant, encore faut-il que l'action quotidienne soit marquée par l'intention de prendre soin des personnes et pas seulement de leur administrer des soins. La perspective soignante procède ainsi d'une tonalité générale humainement plus engagée.

* **Démarche soignante**

Le mot démarche désigne cette capacité à se mouvoir, à se porter vers autrui en vue d'une marche avec lui. Le fondement même de la démarche soignante repose sur une rencontre et un accompagnement. En effet, il s'agit bien pour le soignant d'opérer un mouvement qui lui permet d'aller à la rencontre de la personne ou, le cas échéant, d'accueillir celle qui vient à sa rencontre. Cette rencontre poursuit un but bien précis, celui de réussir cette rencontre, c'est-à-dire de tisser des liens de confiance avec cette personne. Le soignant qui pourra tisser des liens de confiance est celui qui réussira, sans délaisser l'affection présentée par le corps, à détecter et à montrer son intérêt pour celui qui est perçu comme le plus inquiétant voire le plus angoissant pour la personne dans une situation donnée. La rencontre et les liens de confiance qui se tissent sont les premiers éléments qui permettent de prendre soin d'une personne dans une perspective de santé.

Après la rencontre qui tisse les liens de confiance entre personnel infirmier et personne soignée, il faut cheminer, faire un bout de chemin en commun. Il s'agit d'accompagner la personne soignée sur son chemin et non de la capturer pour la mettre sur notre chemin de professionnels. La question du désir est ainsi posée. Les injonctions qui sont parfois données (ne mange pas gras, ne fume pas...) témoignent du désir d'accompagner la personne soignée. Elles sont peu légitimes pour le personnel soignant, mais n'ont aucune chance d'être suivies d'effets si elles ne se font pas sens dans la vie de la personne. C'est bien pour cela que tant d'actions de prévention ont échoué. Les messages diffusés et les méthodes utilisées concernent les personnes en général, mais ne prennent pas de sens dans la vie d'une personne en « particulier ». C'est là qu'intervient toute la subtilité. Le soignant a à sa disposition de nombreuses sources (son histoire de vie, sa formation, son expérience...). Ces dernières ne constituent véritablement une ressource que lorsque le soignant a conceptualisé sa pratique, a pris une distance critique. C'est pourquoi la compétence n'est ni une donnée acquise ni transférable en toute situation.

* **Capacité d'interférence**

La démarche de prendre soin fait appel à la capacité d'interférence. En effet, pour aller à la rencontre d'une personne, pour agir dans sa situation et essayer d'en identifier le plus finement possible les composantes qui interagissent, les soignants vont avoir à préciser dans un champ étendu de connaissances, les éléments ou les ingrédients qui vont leur permettre de pratiquer leur art, de créer un soin. Le professionnalisme repose, entre autres, sur cette capacité d'établir des liens entre une multitude d'éléments et d'agir de façon éclairée, subtile et adaptée à chaque situation de vie rencontrée. Le soin est l'œuvre de création guidée par cette capacité d'interférence que développent les professionnels pour pratiquer leur art.

La théorie comme référence enferme la pratique professionnelle et limite leur réflexion, alors que les situations de vie rencontrées à chaque fois nécessitent une approche dynamique, des références multiples et variées. La démarche professionnelle qui aboutit aux soins n'est pas celle qui consiste à tenter de se conformer, donc de réduire la situation de vie rencontrée, à telle ou telle théorie. Elle est celle qui prend du sens dans la vie d'une personne. Aucune théorie ne peut contenir la singularité, la richesse de l'être.

La démarche soignante est la partie essentielle, mais aussi la plus complexe de la pratique du prendre soin. Elle procède d'un art subtil, œuvre unique de création qui la rend irréductible aux savoirs établis, aux outils « prêts à penser » et aux classifications diverses. Le « prendre soin » n'est pas une théorie ni une science, c'est la conception pluri professionnelle de la pratique soignante issue de l'expérience et du questionnement. À ce titre, il relève de la philosophie et représente pour Hesbeen (2002) une « valeur » et n'a pas statut de « vérité ». Le « prendre soin » est une « allure de vie » qui se veut propice à la rencontre et à l'accompagnement d'autrui en vue de participer au déploiement de la santé. Le prendre soin est tourné vers l'action ; il s'inspire de références dont certaines sont théoriques, d'autres philosophiques, scientifiques, techniques, d'autres issues de l'instruction.

Tableau 2 : Comparaison du caring de Watson et du prendre soin de Hesbeen

Le « *Caring* » de Watson	Le prendre soin selon Hesbeen
Conditionné par dix facteurs curatifs	S'inscrit autour de trois éléments : la perspective soignante, la démarche soignante et la capacité d'interférence.
Théorie, science, philosophie	Philosophie des valeurs, une façon d'aller dans l'existence
Favorable à l'ouverture, à la créativité	Favorable à l'ouverture, à la créativité
S'inscrit dans une approche essentiellement infirmière	Prendre soin est résolument pluri professionnel et s'inscrit dans une tonalité humaniste

Le modèle conceptuel est défini comme un *« ensemble de termes, de définitions et de propositions, en relation les uns avec les autres, qui proposent une vue systématique d'un phénomène, dans le but d'interpréter et de prédire »* Adams (1983 : 20) est un mode de compréhension de la nature. C'est aussi un modèle ou un cadre de travail pour la compréhension de l'humain (Depelteau, 2000). Le modèle conceptuel pour une profession est une image mentale de la profession, une conception de ce qu'elle pourrait ou devrait être (Adams, 1983). Les théories servent pour plusieurs professions tandis qu'un modèle conceptuel n'est utile qu'à la profession pour laquelle il a été conçu. Pour la profession infirmière, un modèle conceptuel est la façon de concevoir le service que les infirmiers rendent à la société. Tout modèle conceptuel est une théorie, un cadre de référence, mais le contraire n'est pas juste (Ibid.). Les composantes essentielles d'un modèle sont :

- Les postulats qui sous-tendent le tout ;

- Les valeurs qui justifient tout ;

- Les six éléments (but, bénéficiaire, le rôle du professionnel la source des difficultés éprouvées par le bénéficiaire, l'intervention du professionnel, les conséquences).

Au regard de cette conception du modèle conceptuel selon Adams, la théorie du « caring » n'épouse pas cette structure. En fait l'on ne voit pas clairement les six éléments. Ce qui va rendre difficile l'applicabilité de cette théorie sur le terrain. C'est à l'occasion du 1er Congrès International de la Faculté des Sciences Infirmières (FSI) qui s'est déroulé du 04 au 06 mai 2006 à Montréal que Watson (2006) a présenté les postulats de base et les aspects essentiels de sa conception. Les postulats qui ont servi de base à sa conception du soin humain sont :

- La vision holistique de la personne et la signification de ce qu'est un humain ;

- Le développement de la conscience humaine et la transcendance du corps physique ;

- Le champ énergétique de la vie-champ énergétique universel ;

Les aspects essentiels de sa conception sont :

- Le « caring » consiste en une conscience des valeurs et des intentions basées sur la charité « caritas » ;

- Le « caring » est guidé par dix facteurs curatifs ;

- Les modalités du « caring-healing » sont basées sur une ontologie et sur la conscience du « caring » ;

Ainsi, s'appuyant sur ces fondements théoriques, nous inscrivons notre étude dans une perspective qui tient l'acteur pour compétent, qui reconnaît la pertinence de ses savoirs pratiques développés grâce à la réflexivité qu'il engage au quotidien. C'est à partir de ces paradigmes d'interprétation que nous avons bâti notre propre modèle d'étude.

2.4 Modèle d'analyse conceptuelle

Concepts	Dimensions	Composantes	Indicateurs
Agir infirmier	Personnalité du professionnel infirmier		Le corps (la présentation personnelle), le geste et la parole, Ressources personnelles (savoir-être)
	La compétence	Ressources professionnelles (savoirs et savoir – faire)	La présence, le toucher, l'écoute, la rencontre l'accompagnement
	Le contexte du travail	Ressources externes	adaptation aux situations rencontrées, adaptation aux conditions de travail
La dignité humaine	respect de l'unicité		Nom du malade toujours appelé soins adaptés aux les capacités de la personne
	Respect de l'altérité		Soins en fonction des valeurs (croyances, opinions) de la personne

			Sollicitude
	Respect de l'intégrité		Respect des mesures d'asepsie pendant les soins non-violence verbale
	Respect de l'inviolabilité		Obtention du consentement avant le soin Informations données sur d'éventuelles complications sans violence
	Respect de l'intimité		Respect du secret professionnel Respect de la pudeur de la personne

CHAPITRE III

DE LA DIGNITÉ HUMAINE DANS L'AGIR INFIRMIER

Dans cette partie, il est question pour nous de donner du sens aux résultats obtenus et de les confronter à la théorie développée dans ce travail. Cette discussion tiendra compte d'une part, des caractéristiques de la population de l'étude, de la conception du concept de dignité humaine, d'autre part de l'agir du personnel infirmier en rapport avec les dimensions de la dignité humaine. Il est question pour nous de sélectionner et d'établir des rapports entre les éléments relevés au travers des deux instruments utilisés.

3.1. Conceptions de la dignité humaine

Les données recueillies des déclarations des informateurs montrent que la dignité humaine pour la majorité est assimilée au respect de la personne humaine, au respect de ses droits en tant qu'être humain. Force est de reconnaître que le concept de dignité humaine est souvent employé avec une signification très vague, ce qui encourage son usage inflationniste (Dworkin, 2006). Les difficultés théoriques de la notion de dignité humaine donnent l'occasion de marquer la différence entre la dignité humaine et le respect de la personne humaine. Hesbeen (2002) définit huit qualités requises pour tisser des liens de confiance fondés sur le respect de la personne : chaleur, écoute, disponibilité, simplicité, humilité, authenticité, humour, compassion. Ces éléments font partie des valeurs essentielles de la profession d'après notre cadre théorique.

Le respect de la personne est défini par Theis (2003) comme une attitude interne de la personne par laquelle il considère la personne aidée comme une personne acceptable et comme un objet d'affection et d'amour.

C'est une attitude que tout personnel infirmier doit manifester dans ses comportements et dans la façon dont il aborde la personne soignée. Elle exige non seulement la performance, mais également la présence et l'attitude de respect pour soi et pour les autres. Le respect de l'autre se manifeste aussi dans la priorité que le personnel infirmier accorde aux opinions de la personne malade. Le souci de bien-être de celle-ci doit l'emporter sur tout autre objectif. S'il est vrai que les devoirs envers autrui découlent, bien évidemment du respect de l'autre en tant que personne, c'est-à-dire en tant que transcendance, il n'en demeure pas moins qu'il y a encore autre chose qui doit s'ajouter. C'est pour cela que *« Le premier des devoirs envers les autres est le respect du droit des autres hommes. C'est un devoir pour nous que de respecter le droit des autres et de le considérer comme sacré ».* Kant cité par Perrine (2006 : 50).

S'il est vrai que la dignité entraîne une exigence de respect des personnes comme l'admet Ladrière (2002), relevons que ces deux notions ne s'identifient pas. Le respect des personnes n'est que la conséquence du respect de leur dignité. Si l'on doit respecter inconditionnellement tout être humain, quels que soient son âge, son sexe, sa santé physique ou mentale, sa religion, sa condition sociale ou son origine ethnique, c'est précisément parce qu'il a une valeur intrinsèque ou une dignité. L'idée de dignité est donc antérieure à celle du respect et vise à répondre à la question : pourquoi doit-on respecter les personnes ? (Ibid.)

En ce sens, Ricœur (1990) pense que la dignité est cette exigence qui tient à ce que quelque chose est dû à l'être humain du seul fait qu'il est humain. Elle n'est ni un idéal, ni un objectif à atteindre, ni une réalité observable, ni une représentation, c'est de l'ordre des principes. Autant dire que la dignité renvoie non pas à une donnée, mais à une exigence, c'est-à-dire à quelque chose qui n'est pas négociable, ou encore, en d'autres termes, à ce que les juristes nomment l'« irréductible humain ». Rappelons que la doctrine sociale catholique commence par l'affirmation de la dignité de la personne humaine, fondée dans l'acte de la Création de l'homme à l'image de Dieu (Gridel, 2004).

Kant cité par Perrine (2006) fonde la dignité sur la valeur absolue des personnes. L'auteur définit la dignité de manière générale, par ce qui est au-dessus de tout prix, de toute comptabilité, et n'admet nul équivalent, n'ayant pas une valeur relative, mais une valeur absolue, dans la mesure où rien n'est plus important que la vie elle-même, dans toutes les acceptions du terme. Si cette notion de dignité se faisait absente dans l'agir soignant, il nous semblerait que le soin se viderait de son sens.

C'est pour cela que l'auteur nous dit : *« Agis de sorte à traiter l'humanité, que ce soit dans ta propre personne ou dans celle d'une autre, toujours comme une fin, et jamais seulement comme un moyen »* (Ibid. p.50). Cette maxime de Kant fait du principe de respect de la dignité humaine, une valeur intérieure absolue qui exprime une exigence de non-instrumentalisation de l'être humain. Cependant l'auteur estime que le respect envers soi constitue le fondement du respect envers autrui, parce qu'en soi, l'on découvre la personnalité morale d'autrui qui est comme moi.

Allant dans le même sens, Duchesne (2001.) affirme que l'humanité est toujours digne du respect de la personne, même si celle-ci est un mauvais homme, l'humanité en sa personne demeure digne de ce respect. C'est pour cela que *« devant un homme de condition inférieure, roturière et commune, en qui je vois la droiture de caractère prise à un degré que je ne trouve pas en moi-même, mon esprit s'incline, que je le veuille ou non, si haute que je maintienne la tête pour lui faire remarquer la supériorité de mon rang* » (Kant cité par Perrine, 2006 : 60).

Dans cette perspective, le personnel infirmier en assimilant la dignité au respect de la personne, ne perçoit que partiellement le concept de dignité humaine. Pourtant son agir est une excellente occasion où cette notion doit être pensée avec la plus grande acuité, et prise en compte eu égard aux conditions de travail.

Dans cette optique, le personnel infirmier ne saurait réduire la personne malade à un moyen. Cette dernière émet un appel muet ou explicite, témoignage d'une exigence qui nécessite la reconnaissance de sa valeur inestimable, quelle que soit l'image qu'elle se fait d'elle-même ou qu'elle renvoie à autrui. (Ladrière, 2002). Ceci nous amène par la suite à analyser les manifestations des différentes dimensions de la dignité dans l'agir infirmier.

3.2 Agir infirmier et unicité

Il ressort de nos entretiens que le personnel infirmier n'agit pas toujours conformément au respect de l'unicité de la personne malade. Plus concrètement, le nom du malade est prononcé à condition que la personne malade adopte elle aussi un comportement digne vis-à-vis du personnel infirmier. Nos observations nous ont donné de constater que le nom du malade n'est presque pas prononcé.

Par ailleurs, la personne malade n'est pas écoutée, de telle manière que ses expériences et son vécu puissent être pris en compte. Pourtant « *les attitudes et comportements font partie d'un système de représentation de la qualité et d'agir qui devrait caractériser toute personne ayant une appartenance à une profession* » (Phaneuf, 2005 : 10).

Étant donné que Lévi-Strauss (1977) conçoit l'unicité comme un ensemble de caractères qui distinguent un individu d'un autre, le nom est une partie de la personne et même de sa personnalité. D'ailleurs, l'auteur nous donne les marqueurs principaux qui différencient les personnes humaines : le nom, le prénom, la date de naissance, la nationalité, le sexe, le domicile. Pour ainsi marquer la distinction entre les personnes malades, il est important de les appeler toujours par leurs noms.

Phaneuf (2010) vient renforcer cette conception quand elle estime que chacun doit exister avec ses particularités, sa singularité. En effet, l'auteur estime que la personne malade n'est pas une pièce interchangeable. La personne malade est un homme ayant une valeur, mais pas un prix, autrement dit, parce qu'il n'est pas équivalent aux autres personnes. Tout personnel infirmier digne de ce nom ne devrait pas perdre de vue cette assise absolue des droits de l'Homme qui est à la fois sa singularité d'être unique et son égale appartenance à l'ensemble de la communauté humaine (Ibid.). Chaque être humain est différent avec ses valeurs, ses habitudes. Tout individu a quelque chose d'unique du point de vue biologique, culturel, psychologique et anthropologique (Perrine, 2006).

L'intégration du respect de l'unicité de la personne dans l'agir infirmier invite celui-ci à tenir compte de son vécu et de ses expériences, bref de ce qu'il a d'unique. Pour cela, le personnel infirmier doit manifester une écoute, de l'empathie afin de pouvoir rencontrer et accompagner la personne malade comme le postule Hesbeen (2007). Certes, la démarche soignante, telle que proposée par cet auteur est la partie essentielle, mais aussi complexe du « prendre soin », au regard des différents éléments qui ressortent de l'entretien.

Les informateurs clés tentent de justifier leur manière d'agir, qui n'est pas toujours conforme au respect de l'unicité. En effet, ils pensent que le comportement du malade influence assez souvent leur propre comportement. Ceci est à prendre en considération. Cependant, un professionnel est une personne qui est *« digne des normes élevées d'une profession, une profession est un métier exigeant une formation de pointe et impliquant en général l'esprit, plutôt que le travail manuel »* (Magnon, 2003 : 90). Ceci veut tout simplement dire qu'en effet, tout n'est pas dicté à l'avance. Le personnel infirmier doit évaluer la situation à laquelle il doit faire face et moduler son intervention d'une manière appropriée aux objectifs proposés pour son action. Les interventions qu'il propose doivent être empreintes d'humanisme, d'un sens des responsabilités et d'une adaptation continuelle au changement, quel que soit le cas.

Par ailleurs, Schön (1996) dans sa théorie nous propose une « conversation réflexive ». Chaque professionnel devrait intégrer ce concept pour enrichir son « répertoire d'actions ». Ainsi chaque situation non familière abordée deviendrait à son tour familière. Dans ce sens, le comportement de la personne malade devrait plutôt amener le personnel infirmier à réfléchir et comprendre au lieu d'agir de manière à bafouer l'unicité de la personne malade.

Le personnel infirmier est conscient du fait que le respect de l'unicité peut permettre la dédramatisation de la maladie, la revalorisation de la personne malade, modifier profondément la représentation que la personne malade a d'elle-même et de sa maladie, car, la maladie a des répercussions dans toutes les dimensions de la vie de la personne. Le personnel devra comprendre que *« le social n'est pas en plus du sujet, un simple milieu, le social est constitutif du sujet et le contexte du sujet. La vie individuelle ne s'exprime pas dans la vie sociale, elle s'y réalise aux deux sens du terme. Inversement, la vie sociale n'est pas dans la vie individuelle "comme un contenu dans son contenant »* (Clot, 1998 : 165).

Dès lors, et en accord avec Freud (1980) le personnel infirmier pour mieux comprendre les transactions de l'Homme, doit toujours interroger l'ontogenèse de la personne malade. Dans cette optique, une écoute bienveillante, l'empathie et la neutralité sont nécessaires pour rencontrer l'autre (Clot, 1998), pour respecter tout ce qui forme la singularité de la personnalité du patient, avec ses richesses et ses limites et distinguent celui-ci de l'autre, d'où le droit à l'altérité.

3.3 Agir infirmier et altérité

Au regard des résultats obtenus de nos entretiens et de nos observations, il ressort que le personnel infirmier n'intègre pas le respect du droit à l'altérité dans son agir. Le droit à l'altérité faut-il le rappeler, est le *« fait de reconnaître l'autre dans sa différence, caractère de ce qui est autre »* (Benoît, 2000 : 21). Reconnaître que l'autre n'est pas moi. Il est un autre que moi. Mais le personnel doit comprendre que pour qu'il y ait une communication entre l'autre et moi, il doit y avoir quelque chose de commun qui garantisse cette communication. Au-delà de toute différence, il y a en face de moi un être humain, en chair et en os, de la même nature que moi et appartenant à la même condition (Lévi-Strauss, 1977).

Tout personnel infirmier doit donc pouvoir s'adapter à toute situation de comportement du malade. Il doit chercher à connaître la personne pour la comprendre, se renseigner sur les croyances et les interdits et en tenir compte dans toute la mesure du possible, accepter et respecter l'autre même si ses valeurs sont différentes des nôtres. Ricœur (1990), conseille de se placer dans la dynamique de la sollicitude, car c'est une trajectoire de l'éthique définie comme spontanéité bienveillante, soucieuse de l'altérité des personnes, intimement liée à l'estime de soi au sein de la visée de la vie bonne (Ibid.).

La sollicitude ne se réduit pas seulement au geste, à l'attention portée à autrui, au respect, sinon comment la distinguer de la bienveillance ? Mais c'est aussi ce lien mouvant et intime de la confluence de nos croyances, de nos valeurs (Ibid.).

Besanceney (1996) reprend le terme de sollicitude pour dire qu'elle ne peut s'apprendre, mais s'acquiert. C'est cette réciprocité bâtie dans une relation de confiance censée guider quotidiennement notre agir, notre pensée, notre parole dans la visée éthique de la vie bonne avec et pour autrui (Ibid).

En matière de soins infirmiers, il n'est pas absurde de penser que cette sollicitude s'inscrit dans une pratique faite de présence, d'écoute active, de respect inconditionnel de l'autre, d'empathie, de sympathie, de responsabilité (Ibid.). Cette sollicitude doit être selon Mino et Lert (2004), une pratique quotidienne qui se décline tout d'abord dans les actes concrets de l'équipe soignante. Elle répond à une logique clinique, à savoir qu'on ne peut traiter avec efficacité la douleur physique et morale qu'en étant réceptif aux plaintes des patients. Écouter systématiquement et croire toujours le malade sont les premières conditions d'une démarche vers la sollicitude.

Pour ce qui est de la bienveillance, les auteurs font divers emplois du concept. Pour Marsha (1989), la bienveillance englobe les comportements, les gestes et les qualités du personnel. Une infirmière bienveillante écoute les personnes et cherche à comprendre leur position. En général, la bienveillance sous-entend la reconnaissance du fait que chaque personne malade est un individu dont le personnel infirmier doit appuyer les objectifs. Lors de la planification et de la dispensation des soins, il importe d'accorder une importance primordiale aux valeurs des clients et aux décisions qu'ils prennent. Les valeurs personnelles du personnel infirmier ne doivent jamais entraver le droit des clients à recevoir des soins.

Le personnel infirmier ne doit pas perdre de vue qu'il doit, sans condition, respecter son engagement envers sa profession. Car, la population le respecte et lui fait confiance parce qu'il est membre de cette profession. Afin de toujours mériter ce respect, il doit se conformer aux normes professionnelles, se comporter d'une manière qui fait honneur à la profession et favoriser l'essor de celle-ci. Dans cette perspective, le personnel infirmier doit comme le suggère Hesbeen (2002), accompagner la personne malade sur le chemin qui est le sien et pas le capturer pour le mettre sur son chemin, tout en respectant son intégrité.

3.4 Agir infirmier et intégrité

L'intégrité est l'état d'une chose qui n'a pas été altérée. Pour ce qui est du respect de l'intégrité de la personne, nous avons l'obligation de protéger la vie et la personne dans la totalité de ses dimensions humaines : physique, psychologique, sociale et spirituelle.

Le respect de l'intégrité suppose la responsabilité de fournir aux patients des soins sécuritaires, compétents et conformes à l'éthique. Une approche fondée sur la collaboration, visant à diminuer les erreurs et à améliorer le système de soins doit inclure le personnel infirmier ainsi que les autres professionnels de santé. Une telle démarche doit aussi faire participer les employeurs, le public et le gouvernement.

En prenant en compte les résultats de notre enquête, il ressort que le personnel infirmier assure les mesures d'asepsie. Seulement, des formations continues en rapport avec les mesures sécuritaires des soins doivent être à l'ordre du jour pour le personnel infirmier. Ceci pourrait permettre au personnel infirmier de mettre en œuvre toutes les conditions favorables pour stériliser le matériel de soins. Une telle proposition ne peut prendre du sens que si le système est efficace. La sécurité des soins est en rapport avec l'asepsie, la continuité des soins, la non-négligence dans les soins, la vigilance continue, la non-violence verbale pour une communication efficace.

Nous voulons relever que le personnel infirmier est plus proche du malade et y passe plus de temps. Les actions de soins et l'attitude du personnel infirmier peuvent être banalisées ou « a contrario » valorisées, en fonction de la perception des risques professionnels par celui-ci. Favoriser le bien-être du client comprend les activités visant à assurer la santé ou le bien-être de la personne malade et celles visant à la tenir à l'abri du danger.

Il est parfois difficile de décider ce qui est « bien » ou optimal dans une situation donnée. Afin de choisir la meilleure ligne de conduite, il importe tout d'abord de savoir distinguer entre ce que l'infirmière considère comme étant bénéfique et ce que souhaite le patient. En outre, il est parfois difficile de peser le pour (les bienfaits possibles) et le contre (les risques) d'un traitement ou d'un comportement donné. L'infirmière doit toujours accorder la priorité aux opinions de la personne malade. Pour le personnel infirmier comme pour les autres professionnels, le souci du bien-être des personnes malades doit l'emporter sur tout autre objectif.

Comme toutes les professions, la profession infirmière présente des risques. Ces derniers sont divers et en rapport avec des déterminants variés. L'origine des risques peut être liée aux facteurs dus aux patients, au personnel infirmier, à l'environnement de travail et à l'organisation. En effet, le personnel infirmier est au quotidien victime de violences que l'on peut appeler de « basse intensité » (Moreau 2000). Ces violences peuvent revêtir des formes physiques (verbales ou non verbales), morales ou psychologiques. Toutes ces formes sont une réalité dans les services de soins étant donné que le personnel infirmier est plus près des malades que tout autre professionnel. Nous pouvons noter entre autres les coups, les urines ou les selles versées sur ce dernier, et certains actes non visualisables comme des bousculades, des crachats : « voies de faits » (Ibid.).

De plus, le personnel infirmier fait face aux risques infectieux, aux accidents d'exposition au sang dont la prise en charge ne reflète pas les attentes du personnel infirmier. Nous observons parfois des pressions croissantes des patients qui exigent la célérité et la qualité dans le service rendu.

Certaines personnes souffrant de maladies chroniques et régulièrement hospitalisés, maîtrisant bien le service et leur pathologie mettent parfois à mal tout dysfonctionnement du personnel infirmier. De plus le personnel infirmier fait face aux exigences, méfiance, parfois intransigeance de la part des accompagnants des patients. Toutes ces situations ont *« un coût humain indirect et important sur le plan individuel comme sur le fonctionnement collectif »* (Moreau, 2000 : 7). Le personnel infirmier peut alors développer un sentiment de culpabilité d'être un mauvais professionnel, le sentiment d'être le bouc-émissaire ou alors un sentiment d'agressivité lorsqu'il subit un harcèlement moral.

Toutefois, lorsque le personnel infirmier est conscient du fait que son rôle est exigeant et complexe, il n'agira pas aussi violemment vis-à-vis de la personne malade. Il mettra en jeu son professionnalisme pour savoir agir dans une situation professionnelle complexe en vue d'une finalité (Phaneuf, 2010). Il pourra communiquer une « vivance » nouvelle (Ibid.) à travers sa présence, son écoute active en accompagnant ses paroles par des gestes affectueux (caresser le front, prendre la main). Le personnel essaiera, quand c'est possible, de discuter avec la famille dans un minimum d'intimité, au calme, en tête-à-tête, dans un bureau ou une salle à part.

Le personnel infirmier en tant qu'être humain, possède un capital humain et intellectuel riche qu'il met au service de la société. Face aux multiples violences dont il est victime, ce capital peut s'effriter et se fragiliser. Être soumis à un stress chronique peut faire perdre son objectivité. La relation peut se teinter d'une gamme d'impressions allant du rejet du malade au dégoût, en passant par une violence verbale excessive. Or, le comportement et l'attitude du personnel infirmier sont capitaux dans les soins et pour le malade. Le personnel devra avoir avec Vial (2005) une pensée humaniste, quelle que soit la situation, sans oublier qu'il est un lieu de mouvement dialectique (Journet, 2002).

Il devra avoir présent à l'esprit que les soins infirmiers ont une approche existentielle et spirituelle qui amènent à prendre la personne comme une entité dont le corps se situe dans l'espace, mais dont l'esprit et l'âme transcendent l'ici et maintenant (Watson, 1998). C'est pour cela que Hesbeen (2009) définit un socle moral (chaleur, écoute, disponibilité humilité, authenticité humour et compassion) où valeurs individuelles et professionnelles se rencontrent, s'exprimant dans les notions de « prendre soin » et de « sollicitude » régulièrement reprises depuis plus de dix ans par les auteurs traitant de l'éthique soignante. Notions sur lesquelles il convient de s'arrêter un peu plus longuement.

3-5 Agir infirmier et inviolabilité

Le respect de l'inviolabilité revient à ne rien imposer en acte à la personne malade contre sa volonté. Il importe ainsi d'accorder une attention particulière au droit de consentir aux soins, à la confidentialité, au rapport risques et bénéfices pour la personne soignée. Nous voulons rappeler la maxime de Kant cité par Perrine (2006) qui stipule qu'il faut agir de sorte à traiter l'humanité, que ce soit dans ta propre personne ou celle d'une autre, toujours comme une fin et jamais comme un moyen. Le respect de la dignité d'une personne présuppose sa liberté, il peut vouloir consentir ou pas.

La personne malade connaît bien les circonstances de sa propre vie, elle a ses croyances et ses valeurs. Si elle dispose de l'information nécessaire, elle est en mesure de décider de ce qui lui convient le mieux. L'autonomie de la personne malade inclut ainsi le droit à l'information nécessaire à la prise de décision. Le personnel infirmier ne devra pas croire qu'au titre de professionnel de la santé qu'il sait ce qui est dans l'intérêt véritable du patient. Il arrive que les désirs de la personne malade s'opposent aux valeurs du personnel infirmier et que ce dernier estime ne pouvoir prodiguer des soins. L'Homme, même malade ne perd pas ses droits, notamment le droit à l'information.

La pratique routinière du personnel infirmier fait penser que le consentement est acquis pour les malades hospitalisés. La personne malade reçoit une diversité de traitements dont il ne connaît pas parfois l'effet. Il est nécessaire pour le personnel de lui expliquer les éventuels effets secondaires. Nos enquêtes nous permettent d'affirmer que le personnel infirmier ne prend pas la peine de donner toute l'information en rapport avec les éventuels effets secondaires des traitements reçus.

3-6 Agir infirmier et intimité

Les entretiens et les observations faites nous donnent à croire que l'agir du personnel infirmier n'est pas toujours conforme au respect de l'intimité de la personne malade. Pendant que certains informateurs clés déclarent que la pudeur de la personne malade doit être respectée quelles que soient les circonstances, d'autres pensent qu'elle dépendrait de certains éléments. Entre autres, du comportement du malade et des conditions de travail. L'observation nous montre tout à fait le contraire, le respect de la pudeur n'est presque pas intégré dans l'agir infirmier.

Un moment d'hospitalisation ou de rencontre avec une personne malade est avant tout un moment pendant lequel elle confie son corps au personnel infirmier, dans l'espoir que celui-ci le lui restitue, le plus proche possible de son intégrité initiale (Hesbeen, 2002). Ce moment peut aussi être pour la personne malade une opportunité de faire le point sur sa vie avec la maladie et d'identifier les ressources de santé, autres que son corps, qui sont à sa disposition pour faire un projet de vie qui soit compatible, le plus possible avec les contraintes de sa maladie. La personne malade, quel que soit le cas, est une personne fragile. La personne malade est très réceptive et sensible au comportement de l'infirmière.

Le sourire de l'infirmière quand elle entre dans la chambre, la façon dont elle va ouvrir la porte, les salutations qu'elle adresse au malade, le ton qu'elle adopte quand elle prend la parole, tous ces petits détails ont une grande influence sur le comportement de la personne malade et jouent un rôle important dans la relation et dans la guérison. Cela est d'autant plus vrai que cette pratique sera partagée dans le service par l'ensemble du personnel soignant. La personne malade, se sentant plus reconnue en tant que personne, est à son tour plus reconnaissante pour l'attention qu'on lui porte.

Respecter l'intimité d'une personne signifie avoir un accès limité à son corps. Comme chaque personne a ses propres valeurs et croyances en matière d'intimité, il importe que chaque personne malade précise ce que cela signifie pour elle. Le personnel infirmier doit éviter de s'immiscer inutilement dans leur vie privée, nonobstant le fait que le personnel infirmier au cours des soins techniques de base (pansement, prise de sang, pose de la perfusion, les soins relevant du confort et de l'hygiène) touche la personne malade : il ne doit pas poser les gestes d'une manière automatique et routinière, comme sur une machine, mais des gestes humains dans une relation de personne à personne, il est important que le personnel infirmier instaure une attitude qui rassure le malade. Il doit être présent, habiter son geste pour que la personne recevant des soins sente de l'humanisme et de l'intérêt dans l'acte.

Le toucher-massage fait partie des soins à l'initiative du personnel infirmier et s'inscrit dans une démarche de soins porteuse de sens (Boula, 2003).

Le toucher fait entrer le personnel infirmier dans l'intimité du soigné. Pour être acceptée et acceptable, cette intimité doit être protégée par une éthique humaniste. Le toucher a un effet immédiat de bien-être ou de détente sur le patient. Les traumatismes par exemple provoquent une perturbation du schéma corporel, une image du corps dissociée et désunie. Grâce au toucher, le personnel infirmier permet alors à la personne malade de reprendre contact avec son corps unifié et non plus avec un corps blessé et douloureux. Ce geste est signifiant, car le personnel infirmier apporte à la personne malade une confirmation existentielle qui lui permet de retrouver ses marques (Ibid.).

Une manière de respecter l'intimité de la personne malade, c'est de ne pas la découvrir indûment, mais aussi de garder secrets tous les renseignements personnels concernant la santé physique, psychologique et sociale des personnes malades reçues, de même que toute information obtenue dans l'exercice de ses fonctions. C'est un droit des personnes soignées et le personnel infirmier s'engage implicitement à le respecter.

Il est nécessaire que la personne soignée sache que certains renseignements peuvent être partagés avec les collègues. C'est pour cela que le personnel infirmier peut obtenir une information qui si elle n'est pas divulguée compromettrait la sécurité de la personne soignée et d'autres personnes. Dans ce cas, il convient d'informer la personne malade ou son mandataire de la décision de divulguer l'information et lui donner l'occasion de le faire lui-même. Respecter l'autre c'est prendre en compte tous ces aspects développés.

Il est légitime pour le personnel infirmier de tenir compte du milieu dans lequel il prodigue les soins infirmiers. Car ce dernier influe sur son aptitude à prodiguer des soins conformément aux normes déontologiques et éthiques. Les milieux de travail de qualité devraient se doter de caractéristiques qui favorisent l'exercice de la profession infirmière. La problématique des effectifs reste encore à l'ordre du jour dans nos institutions hospitalières. C'est pour cela qu'en 2006 lors de la Journée Internationale de l'Infirmier célébrée dans le monde entier le 12 mai, jour d'anniversaire de la naissance de Florence Nightingale, le thème était « Effectifs suffisants égale vies sauvées. ».

De plus le personnel infirmier se plaint du contexte qui n'est pas toujours favorable à l'agir de l'infirmier. C'est pour cela que Schön (1996), en tenant compte du contexte, suggère de privilégier la formation qui permettra d'évoquer des séquences professionnelles mettant en relief un savoir agir et un savoir intervenir. Le personnel infirmier doit avoir à l'esprit qu'il est un sujet systémique. Dans cette perspective, il devra intégrer le contexte dans lequel il agit pour mettre en œuvre son savoir agir.

Il est judicieux de rappeler que la profession infirmière de par sa nature exige d'après Hesbeen (2002) : une présence, le toucher, la communication verbale et non verbale, une écoute active, un accompagnement et le respect de l'autre. Toutes ces valeurs professionnelles ne devraient pas être perdues de vue par le personnel infirmier, quel que soit le contexte. Elles doivent être spontanément mises en œuvre dans la relation de soins.

Il doit avoir à l'esprit que l'une des caractéristiques qui marque l'agir de l'infirmier est liée au positionnement d'interface qu'il occupe dans la chaîne des professionnels de la santé. Le personnel infirmier a une vocation de médiation et de coopération. Au-delà des fonctions d'organisation et de coordination qui sont essentielles pour réaliser les liaisons entre les différents professionnels des soins dans une même institution, il y a en matière de santé un véritable travail de mise en relation de l'Homme avec lui-même et avec son milieu. Ceci requiert des capacités de jugement, d'adaptation et d'autonomie.

Nombreuses sont les personnes malades qui réclament, à juste titre, de mieux comprendre ce qui leur arrive, qui sollicitent des conseils pour leurs démarches ou dans leurs choix, qui ont besoin de plusieurs moments d'explication après avoir rencontré leur médecin. Traducteur du langage technique auprès de la personne, le personnel infirmier a un rôle de mise en connexion qui ne fera que s'accentuer, compte tenu du développement des professions de soins souvent centrées sur une part spécialisée de la prise en charge.

Nous voulons aussi relever qu'outre le contexte et le comportement de la personne malade qui sont décriés, une étude sur les motivations profondes conduisant au choix et à l'exercice de la profession infirmière reste encore envisagée auprès du personnel infirmier. D'un point de vue purement théorique, on pourrait penser qu'avec la laïcité, le personnel infirmier est passé d'une morale essentiellement hétéronome (l'homme étant la créature de Dieu), à une morale autonome (la norme est posée par l'homme) (Gridel, 2004). La motivation étant difficile à apprécier, le choix de l'exercice de la profession de nos jours est donc sensiblement différent de celui des Filles de La Charité.

D'ailleurs Habermas (1999) le souligne quand il déclare que l'observation d'une pratique ne donne accès qu'à une partie de la réalité. Le lien entre l'intentionnalité de l'acteur et son action n'est pas visible pour l'observateur, il faut tenir compte des intentions qu'avait le praticien au moment de préparer et de réaliser ses activités. Une grande part de l'agir infirmier est ainsi invisible, relevant d'automatismes développés avec l'expérience et difficilement explicables.

CONCLUSION

Cet ouvrage a eu pour objectif d'analyser l'agir du professionnel infirmier face au respect de la dignité de la personne malade en général et en contexte camerounais en particulier ; une réalité qui est de plus en plus questionnée de nos jours. Les avancées technologiques de plus en plus déshumanisantes des soins rendent complexe le rôle de l'infirmier et ainsi influencent fortement l'agir professionnel de ce dernier.

A l'observation, la personne malade se plaint davantage du comportement du personnel soignant, car elle se sent traitée comme un objet du fait de sa pathologie ou de sa situation sociale. En effet, la réduction de la personne souffrante à sa pathologie, à un organe ou un objet est susceptible de faire perdre la dignité à la personne soignée, et la réduire ainsi à une forme de sous-humanité indigne.

La pratique infirmière a été influencée par trois paradigmes de la vision de l'Homme, à savoir les paradigmes dualiste, holistique et complexe. Selon le paradigme dans lequel l'infirmier se trouve, son agir s'en trouve influencé. Le paradigme dualiste influencé par la logique cartésienne oriente l'ethos de la pratique médicale et infirmière sur la logique curative. Le paradigme holistique aborde le versant humaniste, le paradigme de la complexité insinue l'unité et la diversité de l'homme et prône une mise en œuvre des valeurs humanistes que Kerouac nomme paradigme de l'intégration. La pratique s'inscrit dans une logique d'accompagnement. Le paradigme de la complexité oriente vers une transformation permanente de la personne, du contexte. Sous cet angle, la pratique reste ouverte à une adaptation permanente.

De la théorisation des concepts de l'agir infirmier et de la dignité humaine, il en ressort des difficultés à bien les cerner. Vial (2005) conçoit l'agir professionnel comme dépendant de la dynamique du sujet, de sa conception, de ses représentations et du modèle du sujet.

Une autre grille de lecture de l'agir professionnel amène Magnon (2009) à le décliner en trois types de compétences : la compétence conceptuelle (analyse), la compétence technique (processus, procédures) et la compétence humaine (relations interpersonnelles). La dignité par contre a un fondement historique qui permet de comprendre qu'elle est inhérente à tout Homme. Malheureusement, la dignité n'est pas bien comprise. Elle est assimilée au respect de la personne.

Pourtant, le respect de l'unicité, le droit à l'altérité, le respect de l'intégrité, le respect du droit à l'inviolabilité et le respect de l'intimité sont des dimensions à intégrer dans l'agir du personnel infirmier. Dans cette optique, le personnel infirmier doit pouvoir articuler ces dimensions dans son agir professionnel. Il doit pouvoir s'adapter aux situations rencontrées et aux conditions de travail présentées pour arriver à *« aider la personne à apprendre, à être à l'écoute de son propre être, à prendre conscience de ses ressources internes afin qu'elles puissent s'exprimer pleinement ? »* Nkoum, 2010 : 63).

Tout personnel infirmier devra donc intégrer *« la professionnalité qui privilégie les normes établies »* Nkoum (2010 : 239), mais aussi le professionnalisme qui est un processus d'ajustement ; en somme, le personnel infirmier, l'agir infirmier et le respect de la dignité humaine. Les perspectives pourraient s'étendre vers une étude quantitative pour montrer l'impact de l'agir infirmier sur la satisfaction de la personne soignée. De plus dans un autre contexte, une étude similaire peut être menée.

RÉFÉRENCES BIBLIOGRAPHIQUES

- Adam, E. (1983). Être infirmière. Montréal : HRW

- Armstrong, A. (2007). Soins infirmiers et éthique, une approche fondée sur la vertu. Paris : Palgrave Macmillan.

- Association des Infirmiers et Infirmières du Nouveau-Brunswick (AIIB), 1996

- Aucoin-Gallant, G. (1990), La théorie du caring de Watson : une approche existentialiste-phénoménologique et spirituelle des soins infirmiers. Québec : Chenelière Education.

- Bandura, A. (1997). Auto-efficacité : le sentiment d'efficacité personnelle. Paris : De Boeck.

- Barbier, J.-M. (2003). Valeurs et activités professionnelles. Paris : Harmattan

- Bardin, L. (1986). L'analyse de contenu. Paris : Presses universitaires de France.

- Benoit, J. (2000). Graine d'éthique. Paris : Presses de la Renaissance.

- Besanceney, J.C. (1996). L'éthique et les soignants. Paris : Éditions Lamarre.

- Besanceney, J.C. (1996). L'éthique et les soins. Paris : Éditions Lamarre,

- Blind, J-F. (1997). Les représentations professionnelles : un outil d'analyse du travail. Paris : Éducation permanente.

- Blonbeau, D. (1999). Éthique et soins infirmiers. Montréal : Les Presses de l'Université de Montréal.

- Boula, J. G. (2009). Responsabilité et éthique dans les soins : quelques aspects. Paris : Harmattan.

- Boula, J-G. (2003). Comment renforcer le processus de professionnalisation dans la pratique soignante. Paris : Harmattan.

- Boula, J-G. (Avril 2007). De la dignité humaine dans les soins in Perspective soignante n° 28, p.22.

- Clot, Y. (1998). Le travail sans l'homme ? Pour une psychologie des milieux de travail et de vie. Paris : La Découverte.

- Code Ethique des Infirmiers et Infirmières (CEII), 2008, édition centenaire

- Collière, M .F. (1982). Promouvoir la vie. Paris : inter édition.

- Colliere, M F. (2001). Soigner, le 1er art de la vie. Paris : Inter Éditions Masson,

- Conseil International des Infirmiers du canada (CII). 2010, le code de déontologie pour la profession infirmière. Édition centenaire

- Cornellier, L. (2009). La dignité humaine. Paris : PUF.

- Coudray, M-A. (2009). L'agir de l'infirmier, quel avenir. Paris : Elsevier Masson

- Décret n° 89/354 du 3 mars 1989 portant code de déontologie des professions d'infirmiers, de sage-femme et de technicien médico-sanitaire au Cameroun.

- Depelteau, F. (2000). La démarche d'une recherche en sciences humaines. Paris : De Boeck Université.

- Deslauriers, J-P. (1991). Recherche qualitative. Guide pratique. Montréal : Chenelière.

- Duchesne, E. (Septembre 2001). Éthique : Le retour de la morale in Sciences Humaines : Hors-Série, p. 34 -37.

- Dworkin, R. (2006). La notion de dignité humaine. Cambrige : Harvard University press.

- Edgar, M. (2001). La méthode. L'humanité de l'humanité. L'identité humaine. Paris : Seuil

- Enriquez, E. (2003). L'organisation en analyse. Paris : PUF.

- Eymard, C., Thuilier, O. et Vial, M. (2004). Le travail de fin d'étude : s'initier à la recherche. Paris : Harmattan

- Fishbein, M. & Ajzen, L. (1975). Belief, attitude, intention, and behaviour: An introduction in theory and research. Reading, MA : Addison – Wesley.

- Freud, S. (1985). Essais de psychanalyse Paris : Payot

- Gilbert, H. & Missa, J-N. (2001). Nouvelle encyclopédie de bioéthique : Médecine, environnement, biotechnologie, Bruxelles : Éditions De Boeck Université.

- Gilbert, P. & Parlier, M. (Janvier-Février 1992). La compétence : du mot-valise au concept opératoire in Actualités & s de la formation permanente, n° 116, p.29.

- Girard, G. (2008). Voyage au bout de la dignité. Paris : PUF.

- Giust-Desprairies, F. (2003). L'imaginaire collectif. Paris : ERES

- Gridel, J-P. (2004). La dignité humaine pilier de la doctrine sociale. Bruxelles : Gaz-Pal

- Habermas, J. (1999). De l'éthique de la discussion. Paris : Flammarion

- Henderson, V. (1961). La nature des soins infirmiers. Paris : Inter Éditions.

- Hensey, J. (2009). La dignité humaine. Paris : Flammarion

- Hesbeen, W. (2002). La qualité du soin infirmier : Pensez et agir dans une perspective soignante. Paris : Masson.

- Hesbeen, W. (2007). Prendre soin à l'hôpital, inscrire le soin infirmier dans une perspective soignante. Paris : Masson

- Hesbeen, W. (2009). Dire et écrire la pratique soignante du quotidien. Révéler la quête du sens du soin. Paris : Seli Arslan.

- Hesbeen, W. (2011 a). Banalisation du corps de l'humain dans le système de soins — de la pratique des soins à l'éthique du quotidien. Paris : Seli Arslan.

- Hesbeen, W. (2011 b). Cadre de santé de proximité, un métier au cœur du soin. Penser une éthique du quotidien des soins. Paris : Masson.

- Hesbeen, W. (Mai, 2000). Identité professionnelle et pratique soignante in Soins n° 645, pp. 74-76.

- Hirsch, E & François. (2005). Éthique de la recherche et des soins dans les pays en développement. Paris : Vuibert.

- Hirsch, E. (2001). Éthique et soins hospitaliers. Paris : Doin Editeurs, AP-HP, 649 pages

- Hirsch, E. (2001). L'éthique au cœur des soins, un itinéraire philosophique. Paris : Vuibert.

- Honoré, B. (2002). Prendre soin à l'hôpital : inscrire le soin infirmier dans une perspective soignante. Paris : Masson.

- htt:// www. ccne-éthique. org consulté le 7 août 2011 Le site du Comité consultatif national d'éthique

- htt:// www. iserm. fr/éthique Consulté le 4 juillet 2011 Le site sur l'éthique de l'INSERM

- htt:// www. sante. gouv.fr consulté le 7 juin 2011 Le site du ministère de l'emploi et de la solidarité

- htt://www. cadresante.com/forum consulté le 12 Juillet 2011.

- htt://www. unesco.org /ibc/ fr consulté le 7 juin 2011 Le site du Comité international de bioéthique

- htt://www.amazone.fr/éthique-dans-soins-pratiques-concrets consulté le 27 septembre 2010

- htt://www.cadre santé .com. consulté le 10 mars 2010

- htt://www.curie.fer/hopital/éthique.htm.consulté le 25 février 2010

- htt://www.espace éthique. org/fr/observation.php. consulté le 2 – septembre 2010

- htt://www.gfmer.ch/responsabilité-éthique.htm. consulté le 13 août 2011

- http://www.perso.orange.fr/cec-formation.net/humanitude1.htm Consulté le 3 mars 2009

- http://www.perso.wanadoo.fr/cec-formation.net/philohumanitude.html. Consulté le 5 mars 2009.

- Imbert, F. 1996. L'image ou la parole. Paris : Vuibert

- Jameton, A. (1984). Nursing Practice : the Ethical Issues. Englewood Cliffs, Prentice-Hall.

- Jorro, A. (2002). De l'agir professionnel à la professionnalisation des enseignants. Notes de synthèse pour l'habilitation à diriger des recherches. Rouen.

- Jorro, A. (2002). Professionnaliser le métier d'enseignant. Paris : ESF.

- Jorro, A. (Octobre 2006). Devenir ami critique. Avec quelles compétences et quels gestes professionnels ? In Mesure et Evaluation en Education, n° 29 Québec.

- Journet, N. (Février 2002). Les fondements moraux de la bioéthique in Sciences Humaines n° 124, pp.40 – 43

- Jousse, M. (1991). Anthropologie du geste. Paris : Gallimard

- Kerouac, S. (1996). La pensée infirmière, conceptions et stratégies. Laval (Québec) : Maloine.

- Kerouac, S., Pepin, J. & Ducharme, F. (2003). La pensée infirmière. Laval (Québec) : Beauchemin.

- Kerouac, S., Pepin, J. & Ducharme, F. (2010). La pensée infirmière. Laval (Québec) : Chenelière Education.

- Ladriere, P. (2002). La dignité de la personne humaine. Paris : Masson.

- Le Moigne, J.L. (1994). Sur la notion de praxéologie. Recherche scientifique et praxéologie. Paris : PUF

- Lévi-Strauss. (1977). L'identité, Paris : PUF.

- Loiselle, C. G. & al. (2007). Méthodes de recherche en sciences infirmières. Approches quantitatives et qualitatives. Québec : Éditions du Renouveau Pédagogique.

- Magnon, R. & Dechanoz, G. (2010). Dictionnaire des Soins Infirmiers et de la profession infirmière. Paris : Masson

- Magnon, R. (2003). Les infirmières : identité, spécificité et soins infirmiers. Paris : Masson.

- Magnon, R. (2009). Le parcours de l'agir infirmier en France. Paris : Masson.

- Marmilloud, L. (2000). Soigner, un choix de l'humanité. Paris : Vuibert

- Marsha, D.M. Fowler et Levine, J. (1989). Éthique des soins infirmiers. Paris : Gallimard

- Matsinger, J.R. (2006). Courants philosophiques sur la conception de l'être humain. Paris : Gallimard

- Merlet, P ; (2006). Le Petit Larousse illustré. Paris : Larousse.

- Microsoft® Encarta® 2009.

- Mino, J.-C. & Lert, F. (2004). Dossier : L'éthique quotidienne d'une équipe mobile hospitalière de soins palliatifs in Gérontologie et société, n° 108, p. 137-158.

- Mino, J.-C. & Lert, F. (2004). L'éthique quotidienne d'une équipe mobile hospitalière de soins palliatifs ». Gérontologie et société, n° 108, p. 137-158.

- Moreau, D. (2000). Prendre soin une affaire d'éthique et d'équipe, in Soins cadres, n° 33, 1er trimestre, pp. 8-12.

- Moreau, D. (Juin 1995). Consentement aux Soins. Refus de soin in Médecine Santé Éthique n° 5. Laennec.

- Moreau, D. (Mars, 2000) Prendre soin, une affaire d'éthique et d'équipe in Soins cadres, n° 33, pp.8-12.

- Nguina, M.P. (2008). Le plaidoyer pour une médecine plus humaine. Comment nous avons sauvé mon bras. Paris : Karthala 7513.

- Nightingale, F. (1860). Notes on Nursing : what Nursing is, what Nursing is not. New York : Appleton and Company,

- Nkoum, B.A ; (1996). Éléments de réflexion éthique à l'usage du personnel sanitaire, Conférence prononcée en mai dans le cadre de la journée de réflexion infirmière à Yaoundé.

- Nkoum, B.A. (1995). Éthique professionnelle et pratique infirmière au Cameroun, Conférence prononcée en juin dans le cadre de la Journée Infirmières à Yaoundé.

- Nkoum, B.A. (2005). Initiation à la recherche d'une nécessité professionnelle. Yaoundé : PU de l'UCAC.

- Nkoum, B.A. (2010). De l'évaluation scolaire à l'évaluation des pratiques professionnelles en santé. Paris : Harmattan.

- Nkoum, B.A. (2020). Penser, réfléchir et agir : Vers une perspective conceptuelle et épistémologique. Monange, Yaoundé

- Observatoire Éthique et Soins Hospitaliers. 2003. Paris-Sud 11/AP-HP.

- ONU ; La déclaration universelle des droits de l'homme du 10 décembre 1948.

- Ordre des Infirmières et Infirmiers du Québec (OIIQ). (2002). Infirmière. Infirmier. Une profession aux multiples visages. Montréal : Service de l'édition de l'OIIQ.

- Ordre des infirmières et infirmiers du Québec (OIIQ). (2004). Perspectives de l'exercice de la profession d'infirmière. Montréal : Service de l'édition de l'OIIQ.

- Organisation des Nations Unies pour l'éducation, la science et la culture (UNESCO) (2005). Établir des comités de bioéthique, Guide n° 1, Paris, 76 p.

- Organisation des Nations Unies pour l'éducation, la science et la culture (UNESCO). (2006). Les comités de bioéthique au travail : procédures et politiques, Guide n° 2, Paris, 78 p.

- Palenaud, J. & Legault, G. (1996). Enjeux de l'éthique professionnelle. Tome I, Québec : PU.

- Paycheng, O. & Szerman, S. (1998). L'éthique dans les soins, de la théorie à la pratique. Paris : Heures de France,

- Pepin, J., Ducharme, F. & Kerouac, S. (2017). La pensée infirmière. CHENELIERE EDUCATION, Canada

- Peplau, H. (1995). Relations interpersonnelles en soins infirmiers. Paris : InterEditions,

- Perrenoud, P. (Mars 2005). Évaluer des compétences. L'éducateur in la note en pleine évaluation, pp. 8-11

- Perrine, C. (2006). La question philosophique du respect de l'être vivant. Paris : Harmattan.

- Peze, M. (2002). Le deuxième corps. La dispute rapport au savoir. Paris : la découverte

- Phaneuf, M. (1998). L'importance de l'éthique dans la formation des infirmières cliniciennes. Conférence prononcée en Mars dans le cadre du Congrès Européen des infirmières cliniciennes, Paris, France.

- Phaneuf, M. (2000). Communication, entretien, relation d'aide et validation. Montréal : Chenelière/McGr;aw-Hill.

- Phaneuf, M. (2000). Dossier : L'éthique et les soins, clinique et pratique in Soins Cadres n° 33, 1er trimestre, p.4 -39

- Phaneuf, M. (2002). Communication, entretien, relation d'aide et validation. Montréal : Chenelière/McGraw-Hill.

- Phaneuf, M. (2005). . La qualité et la continuité des soins. Conférence prononcée en Février, dans le cadre du congrès de Coimbra, Portugal.

- Phaneuf, M. (2005). Qualité et continuité des soins infirmiers. Carrefour professionnel. Montréal : Chenelière/McGraw-Hill.

- Phaneuf, M. (2010). Le concept d'humanitude : une application aux soins infirmiers généraux. Montréal : Chenelière/McGraw-Hill

- Phaneuf, M. (2000). L'éthique au quotidien : respect du malade et respect de soi. Conférence prononcée en Mars dans le cadre de la journée clinique. Hôpital général de Perpignan, France.

- Poletti, R. (1983). Les soins infirmiers : Théories et concepts, Paris : Le centurion

- Potter, P. et Perry, A.G. (2002). Soins infirmiers. Laval : Éditions études vivantes.

- Ricœur, P. (1990). Soi-même comme un autre. Paris : Seuil.

- Ricœur, P. (2006). Une philosophie de l'agir infirmier. Paris : Seuil

- Sauvignet, J. (Avril 2007) Une éthique infirmière in Soins n° 605.p. 6.

- Sigouin -Lebel, A. (2016). le concept de mondialisation dans les théories des relations internationales : perspectives philosophiques. UNIVERSITÉ DU QUÉBEC À MONTRÉAL

- Schön, D. A. (1994). Le praticien réflexif : à la recherche du savoir caché dans l'agir professionnel. Montréal : Les Éditions Logiques.

- Svandra, P. (2005). Comment développer la démarche éthique en unité de soins ? Pour une éthique de la responsabilité soignante. Paris : Éditions Estem,

- Svandra, P. (2009). Le soignant et la démarche éthique. Paris : Estem.

- Theis, R. (2003). Respect de la loi et respect de la personne humaine selon Kant. USA : Oxford University Press,

- Tsou, E. (2007). À la découverte de la profession infirmière. Yaoundé : Saagraph

- Vial, M. (2001). Se former pour évaluer. Se donner une problématique et élaborer des concepts. Bruxelles : De Boeck Université

- Vial, M. (2005). Pour former à l'agir professionnel : quelles approches du sujet ? Conférence au DIERF (département Interdisciplinaire d'études et de recherches en formation),

- Vireux, R. (1966). L'épistémologie, Paris : PUF.

- Watson, J. (1998). Le caring philosophie et science des soins infirmiers, Paris : Édition Seli Arslan.

- Watson, J. (2006). Le caring, science et modèle : Fondements philosophiques et éthiques pour l'avenir des soins infirmiers. Conférence prononcée en Mai.

- Wolff, C. (2007). Le reflet de la dignité. Paris : La fable Ronde.

- Zihoum, R. (2007). La mort de l'autre : une introduction à l'éthique clinique. Paris : Dunod, 336 pages.

Structures éditoriales du groupe L'Harmattan

L'Harmattan Italie
Via degli Artisti, 15
10124 Torino
harmattan.italia@gmail.com

L'Harmattan Hongrie
Kossuth l. u. 14-16.
1053 Budapest
harmattan@harmattan.hu

L'Harmattan Sénégal
10 VDN en face Mermoz
BP 45034 Dakar-Fann
senharmattan@gmail.com

L'Harmattan Cameroun
TSINGA/FECAFOOT
BP 11486 Yaoundé
inkoukam@gmail.com

L'Harmattan Burkina Faso
Achille Somé – tengnule@hotmail.fr

L'Harmattan Guinée
Almamya, rue KA 028 OKB Agency
BP 3470 Conakry
harmattanguinee@yahoo.fr

L'Harmattan RDC
185, avenue Nyangwe
Commune de Lingwala – Kinshasa
matangilamusadila@yahoo.fr

L'Harmattan Congo
67, boulevard Denis-Sassou-N'Guesso
BP 2874 Brazzaville
harmattan.congo@yahoo.fr

L'Harmattan Mali
ACI 2000 - Immeuble Mgr Jean Marie Cisse
Bureau 10
BP 145 Bamako-Mali
mali@harmattan.fr

L'Harmattan Togo
Djidjole – Lomé
Maison Amela
face EPP BATOME
ddamela@aol.com

L'Harmattan Côte d'Ivoire
Résidence Karl – Cité des Arts
Abidjan-Cocody
03 BP 1588 Abidjan
espace_harmattan.ci@hotmail.fr

Nos librairies en France

Librairie internationale
16, rue des Écoles
75005 Paris
librairie.internationale@harmattan.fr
01 40 46 79 11
www.librairieharmattan.com

Librairie des savoirs
21, rue des Écoles
75005 Paris
librairie.sh@harmattan.fr
01 46 34 13 71
www.librairieharmattansh.com

Librairie Le Lucernaire
53, rue Notre-Dame-des-Champs
75006 Paris
librairie@lucernaire.fr
01 42 22 67 13

www.ingramcontent.com/pod-product-compliance
Lightning Source LLC
LaVergne TN
LVHW051400061026
849535LV00009B/3280
* 9 7 8 2 1 4 0 2 5 2 8 4 6 *